医の智の会話

ジャングルカンファレンス　実践編

小池弘人、山本広高、松井弘樹　著

ジャングルカンファレンスへの期待

日本ホリスティック医学協会名誉会長　帯津三敬病院名誉院長
帯津良一

医療とは、患者さんを中心に家族、友人そしてさまざまな医療者が織り成す〝場〟の営みです。当事者の一人ひとりが自らの内なる生命場のエネルギーを高めながら他の当事者の生命場にも思いを遣《や》ることによって医療という場のエネルギーを高め、その結果、患者さんは病を克服し、他の当事者のすべてが癒《いや》されていく。これが医療というものです。

なんとジャングルカンファレンスは医療そのものではないですか。医療という場のエネルギーを高めるための大いなる足場といってもよいでしょう。大いなる期待を込めてエールを送りたいと思います。

目次

第5章

拡大する！ジャングルカンファレンス

はじめに

統合医療という新たな医療を、本書に先立つ理論編において考察する中で、「多元主義」と「プラグマティズム」という二つの思想が、その基盤となるものであることが分かりました。そしてそれらの思想を現実のものとするために、「会話」というものが重要であることが示唆されました。

では、それはどのような会話なのでしょうか。様々な立場の医療従事者が関わり、背景となる各々の医療体系も異なる状況において、どのようにしていけばいいのでしょうか。統合医療という枠内においては、病院など同施設内の多職種連携ですら容易ではない状況の中で、施設どころか、治療体系までもが全く異質であるということも稀ではありません。

こうした状況の中で、ジャングルカンファレンスは模索されてきました。通常のカンファレンスとは、異なる目的と機能を持ち、それゆえに全く異なる効果を発揮するということも少なくありませんでした。

そのためか、通常の医療業務しか経験のない医療従事者の方々からは、費用はどのようにまかなうのか、リーダーシップはどのようにとるのか、といった開催に関する具体的質問から、患者のたらい回しなのではないかといった全くの誤解まで、多くの反響をいただくことになりました。これらに関しては、日本統合医療学会などへの発表を中心に、回答してまいりましたが、紙面や時間の都合から十分なものとはいえない状況でした。

そこで、ジャングルカンファレンスに実際に関係している、私たち統合医療カンファレンス協会の会員を中心に、その概略と現況を、なるべくわかりやすく紹介しようと企画したものが本書なのです。

私たちは、ジャングルカンファレンスを始めて、グループにおける活動の意義を改めて認識しております。これは、医療現場で展開される多職種連携のみならず、広くビジネスや公共問題の解決などにも大きな効果を発揮する方法論でもあるのです。また個人の啓発といった意義も多大です。その他にも、本書をお読み頂く中で、こうしたカンファレンスの形式に様々な可能性を見出すことが出来るのではないでしょうか。

本書をきっかけとして、医療におけるジャングルカンファレンスをより深く理解して頂くとともに、社会全体における「会話」のもつ重要性を理解して頂ければ幸いです。

それでは、ジャングルカンファレンス実践の世界へ船出していきましょう。

第1章　ジャングルカンファレンスとは何か

小池統合医療クリニック院長
群馬大学医学部非常勤講師（統合保健医療論）
小池弘人

ジャングルカンファレンスの誕生

統合医療を臨床実践するための「ジャングルカンファレンス」は、十年前にその原型が誕生しました。

当初は十名に満たない内輪のメンバーのみで、二か月に一度、四ツ谷の小池統合医療クリニックで開催していたものでした。そもそもこのカンファレンスは、アリゾナ大学の統合医療プログラムを筆者（小池）が視察した際に、週に一度、月曜日に開催されていた統合医療カンファレンスを参考にしたものでした。

カンファレンスでは主に、筆者が自院での症例を中心に発表し、参加者が各々の立場からコメントするという形式でした。開始当初より、お互いを否定するような討議は行わない、というようなことをルールとして挙げてはいましたが、どうしても従来のカンファレンスのイメージからか、必要な検査データの不備を指摘するような「討論」に陥ることもありました。こうした経験を重ねる中で、次第に原則的なルールが形成されてきたのです。

そして現在のジャングルカンファレンスに至るのです。

従来、カンファレンスといえば、臨床病理カンファレンス（ClinicoPathological Conference：以下 CPC と略）に代表されるように唯一の結論へと収束するものが中心でした。しかし、統合医療が多元主義を基盤としていることからも明らかなように、ここで述べている統合医療カンファレンスには、ただ一つの正しい結論への収束がありません。いやむしろ、収束させず、多様性をそのまま保持するものといってよいでしょう。

様々な選択肢を挙げ、各々の是非を考え、真摯でプラグマティックな姿勢で選択に臨む。こうした姿勢を多職種連携とともに育む場が、私たちにとっての統合医療カンファレンスであると考えています。

統合医療を志向する多職種の同志が集い、切磋琢磨する場、それこそが生涯教育そのものであるし、この医学を志向する者が、まさに生涯を通して実践すべきことだと考えております。

したがって、このカンファレンスには実際的な意志決定が伴っているわけではありません。多様性を重んじるゆえ、当然、様々な意見が出され、それらは時に対立することもあります。そして結論として、対立意見が止揚されることもあれば、解決されずに対立のままということでも問題ありません。そのためにカンファレンスは、多元的で自由な形式にならざるをえません。

こうした形式から、私たちの行っている統合医療カンファレンスを、「ジャングルカンファレンス」と呼んでいます。時に「ジャングル」という言葉からネガティブな印象をもつ方もいらっしゃいますが、本用語はカリフォルニア大学脳神経学の中田力教授が著書『アメリカ臨床医物語―ジャングル病院での18年』において、若き研修時代に働いた何でもみる野戦病院を「ジャングルホスピタル」と呼称していたことからヒントを得た、筆者の造語であることをここにあらためて記しておきます。

通常のカンファレンスとの相違

ジャングルカンファレンスの特異性をはっきりさせる意味で、通常のカンファレンスとの違いを考えてみたいと思います。

ジャングルカンファレンスという形式の対極に位置するのが、前述したようにCPCといわれる形式です。その中でも最も有名なものはマサチューセッツ総合病院でのCPCで、これこそが唯一の結論へ収束する形式の典型であり、精神科医のナシア・ガミーは著書『現代精神医学原論』の中で次のように述べています。

マサチューセッツ総合病院の毎週のCPCに参加した者であれば、そのプロセスの画一性に感銘を受けるだろう。まず臨床医は、その患者が患っていた複雑な徴候や症状、治療に対する反応、そして、最初の診断に対して行った治療への反応がやむなく失敗に終わったこと、を報告する。病理学的分析のための標本が採取されているが、ほとんどいつもその日の全治の救世主として登場するのは病理学者である。そして病理学者が正しい診断を述べるのである。

そして自らの専門である精神医学と比較して、次のように結論しています。

一般医学の実践におけるこのようなCPCモデルでは、精神医学においては大きな問題があることは明らかである。私たちには助けとなるような全知の病理学者がいないのだ。

これは一般医学と精神医学との対比で述べられたものですが、統合医療カンファレンスにおいてもその事情は同じです。

つまり、真に統合医療であろうとすれば、多元主義に基づかざるをえなくなり、一般医療のそもそもの前提である「病態解釈」や「診断」そのものを、あらためて議論せざるをえなくなります。そしてここでいう病態とは、どこかに唯一の正解が想定されるCPCと違って、多元的な解釈をとりうるということなのです。

つまり単一の診断に収束しない、ということなのです。これに関しては、外傷や感染症をはじめとした急性期においては、単一の病態解釈への収束（いわゆる診断）がつきやすいのですが、慢性疾患においては、様々に解釈することができる多元的解釈になりやすい、ということになります。

それでは、多元主義に基づくジャングルカンファレンスを、円滑に開催するための基本姿勢について説明していくことにしましょう。

ジャングルカンファレンスの基本姿勢

この基本姿勢は、筆者がカンファレンスのファシリテーターとしてかかわった経験から導いた備忘録的なものであり、何らかのトラブルなどが発生するたびに、少しずつ改めてきたものです。まずは前提となる事柄からみていきましょう。

ジャングルカンファレンスは、「病態解釈」のカンファレンスであることを、参加者に確認していただくことから始まります。つまり、現実の臨床実践は自らの責任で行うもので、当然ですが、ここでの決定事項は各々の臨床において強制力をもつものではありません。

次いで、現代医療への理解（基礎知識や最新情報）をもつこと。これは現段階における十分な知識ということではなく、それを受け入れ学んでいこうという姿勢があるか、ということです。これは医療従事者や施術家としての確固たる意見と、他の職種への理解と尊敬をもつことにもなります。

それではこれらをもとに、ジャングルカンファレンスにおける基本姿勢をまとめていきましょう。

・発言に際しては「〜〜分野では、〜〜と考えます」「私の考えでは〜〜です」といった発表形式をとる。また分野の異なる参加者が多い場合には、自分の立場では、(どのような所見)があるので、(どういう状態)が考えられる、という発表形式をとるようにする。

・方法論においても価値観においても、多元主義を基本姿勢とする。

・「〜〜だから〜〜だ」という一方的な打ち負かし型にはしない。

・例外的に現代医療的観点での討論を行う場合は、討論のための診断に陥らないように、治療方針の変更をもたらす時のみ、診断について議論する。つまり、診断が変わると治療が決定的に変わる時、ないしは法的に問題となるような現代医療上の問題があるときのみとする。

・あくまでも臨床実践のためのカンファレンスであると心得る。カンファレンスの場は相互学習を主体とした統合医療の「道場」である。

- いわゆる「エビデンス」のみでの体系構築は困難であることを自覚すること、それはEvidence-Based Medicine（EBM）の真の意味を理解することが重要ということでもある。
- 理論的には唯一の正解を出たとしても、そこから外れるクライアントや患者が必ず存在することを理解する。唯一の正解という幻想にとらわれない。
- 基盤となる思想として「多元主義」「プラグマティズム」の意味するところを理解する。

以上が、基本姿勢となります。当然、この他にもいろいろと考えることはできるのですが、一応の目安として捉えてください。こうした多元的な会話ですから、その結論は常に収束するとは限りません。しかし実際には、多くの場合で妥当な解決策に至ることが多いという点も、このカンファレンスの特徴といえるかもしれません。

ジャングルカンファレンスのルール

ジャングルカンファレンスはこうした基本姿勢をもとにして長く開催してきましたが、近年、こうしたカンファレンスの形式を広く一般公開していく中で、様々な疑問や質問を頂くようになりました。

そのためここに記した基本姿勢だけでは十分納得して頂けない場合も多く、これまで当たり前と思われていたような事柄をも明文化する必要がでてきました。そこでカンファレンスの参加者とともに最低限の約束事を考え、その結果、次の５つの基本ルールが確認されました。

ジャングルカンファレンスのルール

1. 真理性・正当性・誠実性が基盤
2. 現代医療の原則優先
3. 患者主体による自主選択
4. 法の遵守
5. 詐欺・勧誘（ネットワークビジネス等含む）・無許可での物品販売等の行為の禁止

ルール設定することで、参加者同士が“**議論**”となることを避け、“**会話**”をすすめることができます

〈基本ルール〉
・真理性・正当性・誠実性が基盤
・現代医療の原則優先
・患者主体による自主選択
・法の遵守
・詐欺・宗教勧誘（ネットワークビジネス等含む）・無許可での物品販売等の行為の禁止

いずれも当たり前ではあるのですが、今後このカンファレンスがより一般化する過程で、必要に迫られて明文化したものとご理解ください。

ブレインストーミングとの共通点

では次に、通常の会議形式と比較してみましょう。このカンファレンスは、従来の会議方式に照らし合わせると「ブレインストーミング（brain-storming）」という方法と極めて似た形式になると思います。

ブレインストーミングとは、１９５０年代に Alex Faickney Osborn により新たなキャッチフレーズを作り出すために考案された会議の方法で、次のようなルールのもとに独創的なアイデアを作り出すことを目的とする集団討議法のことです。

（１）批判は後まで留保
（２）アイデアの暴走歓迎
（３）アイデア数が多いほど歓迎
（４）他者の案に統合・改良・変化を加えることも歓迎

これらのルールによりアイデアが多く、かつ奇抜なほど良いという雰囲気を作り出し、評価懸念や同調圧力を取り除き、相互刺激・扶助といった良い側面を引き出すことができるとされています。

ジャングルカンファレンスと比較してみると、他者の目を気にせず、多くのアイデアにより相互扶助につながるという点で、かなりの共通点があります。しかし一方でジャングルカンファレンスは、独創的なアイデアの産出を目的にしているわけではないので、ブレインストーミングとは奇抜なアイデアを募るという点で異なるわけです。

参加者の利点

ではジャングルカンファレンスにおける参加者の利点とは何なのかを考えてみます。現状としては主に以下の三つの利点が考えられます。

１　知識の向上

経歴も様々な多職種の参加者が、他の療法や現代医療的知識を知ることができる。自分の限界とマンネリを知り、新たな可能性を知るという意味で、まさに活きた生涯学習となる。

２　ネットワークの形成

代替医療一般の知識が増え、他の治療家や医師の知り合いが増える。これにより実際に有効なネットワークが形成される。

3　患者との信頼関係の構築

豊富な情報により信頼が増すことで、ネットワークも形成され経済的な効果も期待される。また何にもまして、日々の診療の充実感を得られる。

これらの利点は、前述したブレインストーミングの目的である創発ともいえる独創的なアイデアの産出とは異なる点ではありますが、そこから形成される相互刺激・相互扶助から形成されるものといえるでしょう。

つまり突飛なアイデアや創発がなくても、私たちはつながることで様々な気づきを得られる、という側面をジャングルカンファレンスはより強調しているのです。

ジャングルカンファレンスの意義

それではあらためてジャングルカンファレンスの意義を考えてみましょう。

それはまさに多元主義とプラグマティズムという統合医療の哲学的基礎を、実践・練磨する場そのものであり「道場」ともいえるものです。そしてそこでは道場さながら、多職種が提携し、生涯教育の場となっているわけです。

統合医療という共通の目的に対し、互いに合意した共生の場で、それをもとにした実効ある連携がなされることになります。

まさに単なる連携を超越した、真のチームワーク医療の基礎を提供する場といえるでしょう。様々な可能性を語り合い模索しあう中で、浅薄な言説や理論を越えた共創の場でありたいと考えています。そしてこれこそが多職種連携と生涯学習の要であると思うのです。

そしてこの場には当然、参加者各人の真理性・正当性・誠実性が求められています。これを基にして、様々な方策が共創されてくるのです。そしてこうした良好な関係は、ただカンファレンスという関係だけに限定されるのは惜しいと考えました。

そこで私たちは、研究や発表・出版などへの展開をこれまで模索してきました。カンファレンス自体の成功はそれ自体に限られたものではなく、そこからさらなる展開をも生み出すものでもあるのです。

そこで、続く第2章においては、ジャングルカンファレンスから展開された事業内容を紹介するとともに、その基盤となる連帯についてさらに考察していきます。

近年、ビジネスなどの分野において、様々な形で展開される連帯の技法を、ジャングルカンファレンスによる気づきから発想された「医の智の恩送り」や「信用創造」といった視点から見直していきたいと思います。

第2章　ジャングルカンファレンスをめぐるシステム

株式会社ＴＨＩＮＣＥＳＳ　代表取締役
一般社団法人統合医療カンファレンス協会　理事
山本　広高

ジャングルカンファレンスの変遷

第1章で述べた通り、十年前に小池統合医療クリニックで始まった「ジャングルカンファレンス」は、２０１４年に一般社団法人統合医療カンファレンス協会（ＩＭＣＩ：Integrative Medicine Conference Institute）として組織化・法人化しました（以下、ＩＭＣＩと（イムシー）呼びます）。

法人化に伴い、「ジャングルカンファレンス」というキーワードを商標登録しました。任意団体では商標登録できませんが、法人は商標登録できます。商標登録した理由は、将来的にこの商標で一儲けしようと考えたわけではありません。ジャングルカンファレンスが広がりを見せた場合、その類似サービスによって本来の目的や思想が反映されない変容したものが一般化することを避けるためです。

もちろん、複数の専門家が集ってある特定のトピックを検討する場をジャングルカンファレンスと呼ぶことを世間に先駆けて宣言することで、一般化させたいという意図もあります。ワールドカフェのような社会認知度が高いキーワードとなるようにジャングルカンファレンスを育てたいと考えています。ジャングルカンファレンスに参加した方々がＳＮＳなどを通じて感想や学びについて広く伝達してくれることを期待しています。

ＩＭＣＩは法人化しましたが慈善団体ではないので、収支が成り立たなければ持続できません。大きなお金は動きませんが黒字で運営させるために、ジャングルカンファレンスに参加した皆様の年会費と参加費以外にいくつかのサービスを提供しています。

持続的に成長できる可能性を持つＩＭＣＩの現状のサービスと、将来検討しているサービスについてご紹介します。

学会発表講座

一般的に、ほとんどの医師は医局に所属するため、学会に参加し、発表することが当たり前の環境にいます。学会発表は業務の一つくらいの感覚です。患者を俯瞰的に診て考察する、複数の患者のデータを収集して統計をかける、といったことに慣れています。

一方で代替医療に従事しているほとんどの方々は経験がないのではないでしょうか。そもそもそんなことに何の意味があって、どう現場に活かせるか分からない、売上に直結しないと感じているかもしれません。

ＩＭＣＩが提供する学会発表講座は目的が大きく異なります。

学会発表講座の目的は、医療従事者が当たり前のようにしていることを代替療法従事者もチャレンジし、恒久的に使える臨床家としての能力の底上げを目指すものです。

どんなに優秀な臨床家であっても、得意なことを続けてばかりでは、成長は期待できません。しかも、時に「慣れ」はリスクを伴います。日常の臨床の現場ではどうしても「慣れ」から物事を俯瞰的にみる、立ち止まって考える、という時間は取りづらいものです。

ところが、学会発表という軸が入ることで「今年の学会発表は何をしようか」「どういう症例の患者さんが多いかな」といった思考の変化が生まれます。

日々のマンネリ化を避け、注意深く患者さんを診るようになるのです。

ここ近年、10を超える演題がＩＭＣＩから学会発表されています。これだけの演題がＩＭＣＩから生まれるため、２０１７年には「多元医療研究会」を立ち上げました。

ＩＭＣＩは、医師や大学講師が学会発表を指導する「民間の医局」としての機能と、多元医療研究会という「学会」のとしての機能を有する、特色ある機関を目指しています。

ＪＣマスター講座

ジャングルカンファレンスの拡大にはファシリテーターの存在が欠かせません。症例を用意する、といった事前準備、そして開催時には司会者としての役割が必要です。その司会者であるファシリテーターを育てるＪＣマスター講座を現在開発しています。

ファシリテーターというと特殊な能力のように感じる方もいらっしゃるでしょう。そんな考えは是非払拭してほしいのです。

ファシリテーターは、場を掌握し、リードする人物ではありません。むしろ黒子となって参加者の頭の中にある知識や考えを引き出す役目です。もちろん専門分野の知識があった方がよいですが、必須ではありません。

そのため、ジャングルカンファレンスをファシリテーションするのは多少のテクニックが必要ですが、難しいものではありません。テクニックというよりは「型」があるのでその「型」を学んでいただく講座になります。

ファシリテーションの型の例を少しご紹介します。

例えば、ジャングルカンファレンスは自己紹介に始まり（東京での開催では毎回40名を超えるため割愛して開始します）、参加者の感想で閉じるという型があります。チェックイン・チェックアウトと呼ばれる、場を温め、最後に帰着させるテクニックです。

最後に参加者の方々に感想を言葉で発してもらうことで、実は参加者の頭は整理をはじめます。言葉を発する、という行為そのものが「参加した」という自己認識を与えるというのもチェックアウトの価値です。

カンファレンス中で一言も発していなかった初めての参加者が、感想を言うタイミングになって、堰を切ったように話し出す、というシーンがよくあります。自分の頭の中でいろいろ巡った考えがあったと思いますが、タイミングよく会話に入れなかったに違いありません。そこで参加した、という意識が出るのです。

この講座の狙いはジャングルカンファレンスのファシリテーターとしてのスキルアップにとどまりません。社内の会議にももちろん応用できる内容を盛り込んでいます。すぐにでも活かせる技術の一つとして学んでほしいと感じています。

ジャングルカンファレンスのバリエーション

これまで、ジャングルカンファレンスの変遷、組織化、事業化について述べてきました。次に、実際にジャングルカンファレンスがどう行われるかをご紹介します。

ジャングルカンファレンスは通常、参加者が〝机なし、椅子のみ〟で一つの円になって行います。さらに、ジャングルカンファレンスは基本医療従事者と治療家が集って行うものですが、専門家以外の参加者が多い場合もあります。行政の方、各種医療機器メーカーやサプリメントの販売事業者、治療家でなく、経営側の方、といった医療や健康に携わっているけれども臨床されていない方が多く参加している場合です。

こうした状況に対応すべく、ジャングルカンファレンスはバリエーションを持たせて開催しています。

・参加者が多い場合

特に人数に制約をしているわけではありませんが、2種類の方法で円を分けて開催します。

1つ目のやり方は、小さな円を中央に作り、その円を囲うように外側に円を作るやり方です。中央の円にいる参加者中心にジャングルカンファレンスを行います。経験豊かな方中心に行いますが、外側の円に座る参加者もいつでも会話に参加できるようにしています。

2つ目のやり方は小さな円を幾つも作り、その小さな円でジャングルカンファレンスを行い、後で内容を共有する、というやり方です。各円にファシリテーターを設置するため、経験豊かな参加者が複数いる場合に可能となるやり方です。ワールドカフェ形式で行う場合もあります。

・参加者に医療従事者と治療家が少ない場合

多職種が集い、社会課題を解決する方法である「フューチャーセッション」を参考にしています。

現状の医療課題を共有した上で、「健康の未来」や「予防の未来」といったテーマで将

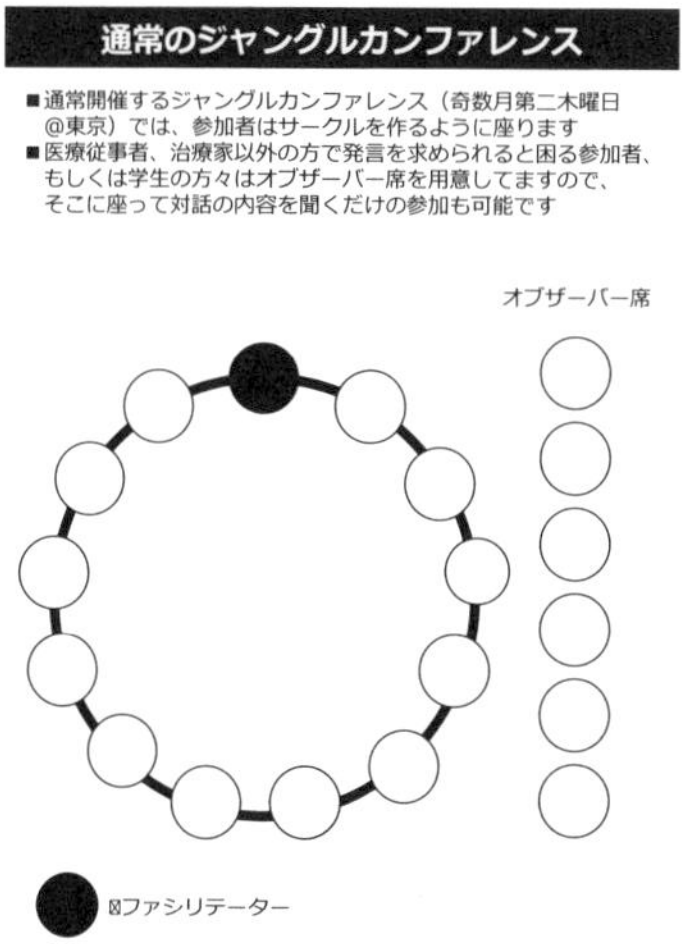
通常のジャングルカンファレンス
■通常開催するジャングルカンファレンス（奇数月第二木曜日@東京）では、参加者はサークルを作るように座ります
■医療従事者、治療家以外の方で発言を求められると困る参加者、もしくは学生の方々はオブザーバー席を用意してますので、そこに座って対話の内容を聞くだけの参加も可能です
オブザーバー席
ファシリテーター

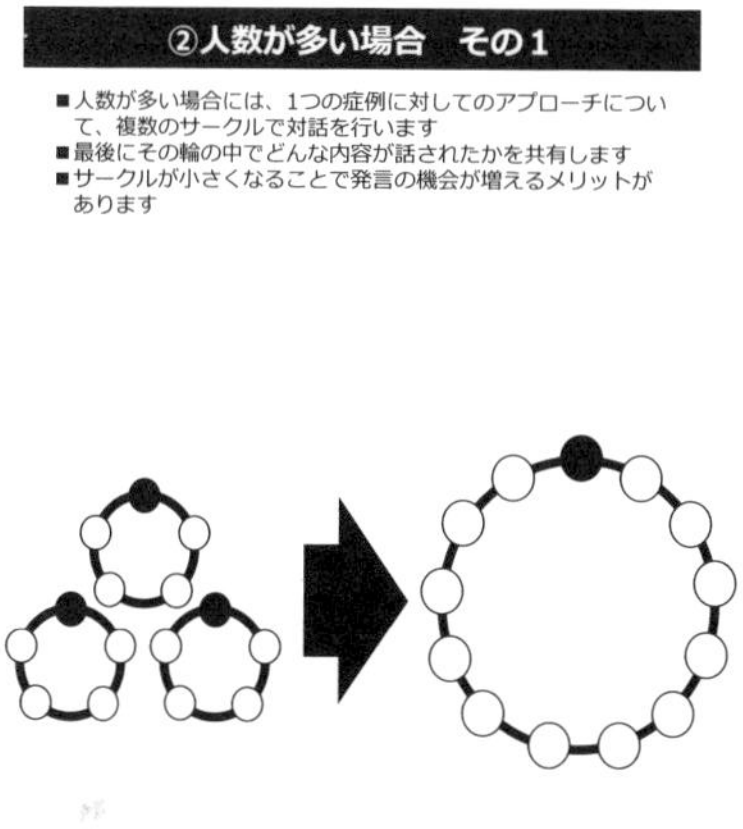

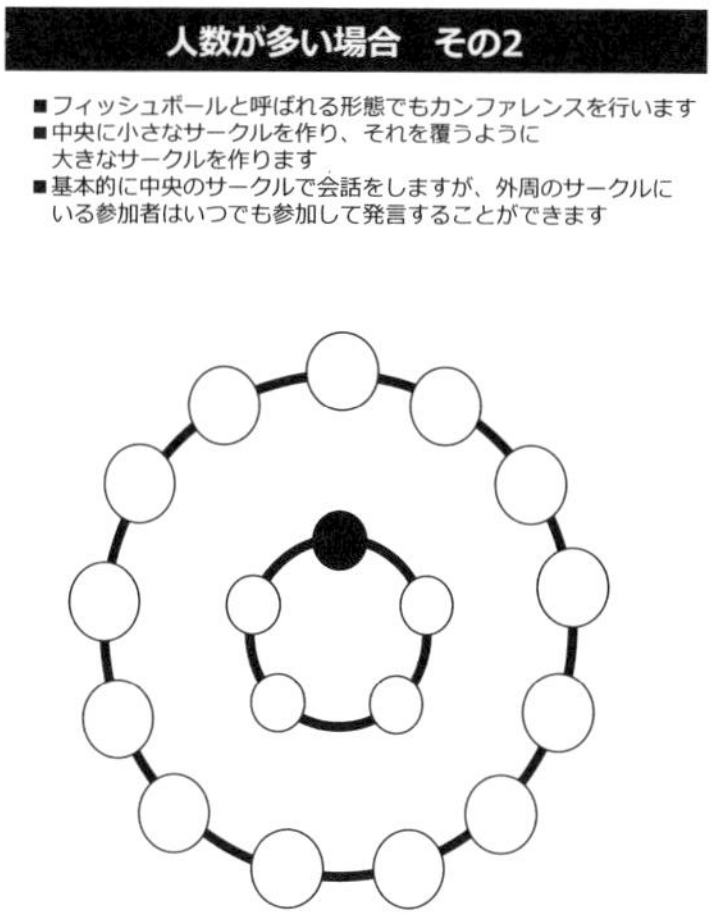

■人数が多い場合には、1つの症例に対してのアプローチについて、複数のサークルで対話を行います
■最後にその輪の中でどんな内容が話されたかを共有します
■サークルが小さくなることで発言の機会が増えるメリットがあります

人数が多い場合　その2

■中央に小さなサークルを作り、それを覆うように大きなサークルを作ります
■基本的に中央のサークルで会話をしますが、外周のサークルにいる参加者はいつでも参加して発言することができます

来の医療はどうなっていくのかを、参加者と会話を通じて共有するやり方です。

・20年後、健康保険制度が崩壊していたらどうなる!?

・AIやロボットが進化してあらゆる治療に対応できる未来は？

・医療情報を含めた個人情報を国がすべて

管理する社会は？

といった予測できない未来を描き、共有します。その際、シナリオプランニングというテクニックを使って未来を想像します。

自分の仕事は今のままで継続、維持できるだろうか、今から考えておくべきことは何だろうか。そうした自分自身への問いかけをする場にします。


小池統合医療クリニックでジャングルカンファレンスを開催していた頃とは規模が異なってきました。同時に参加者も多様化し続けています。この2つのスタイルであれば参加者が50名になっても、100名になっても、どんな分野の方がいてもジャングルカンファレンスを開催できます。

ジャングルカンファレンスは進化しています。環境変化に対応しつつ、拡大する、難しいですが、チャンレンジを続けていきます。

信用を創造するジャングルカンファレンス

次に、ジャングルカンファレンスの拡大をどう私たちが捉えているかを説明します。現在、ジャングルカンファレンスは口コミで育ってきた側面があります。参加者の「多様性」とコンテンツの「集積力」が駆動力となり、拡大しつつあります。

この拡大エネルギーの根底に存在するものを私たちは「医療における信用創造」と考えています。

一般的に信用創造という単語は貨幣経済において、市場に流通する「お金」が増えることを意味します。

一般消費者が金融機関にお金を預けると、金融機関はその金額以上の貸し出しをします。例えばAさんが１００万円金融機関に預けると、金融機関は約１０００万円企業に貸し出すとイメージしてください。信用創造の是非はここでは問いませんが、この仕組みが信用創造と呼ばれています。

信用創造の理解は少し難しいかもしれません。

「市場」というキーワードで読み解いてみましょう。

市場というキーワードには「イチバ」としての意味と、金融機関が動かす「シジョウ」という2つの意味があります。イチバとは、物々交換の代わりにお金を使って経済活動している等価交換の活動と言えます。しかし、金融におけるシジョウでは、お金は金融機関を通じて「増える」構造になっています。

金融機関に預けたお金が貸出時に増えるだけでなく、株の貸し借りや、レバレッジを効かせた為替の取引など、シジョウ

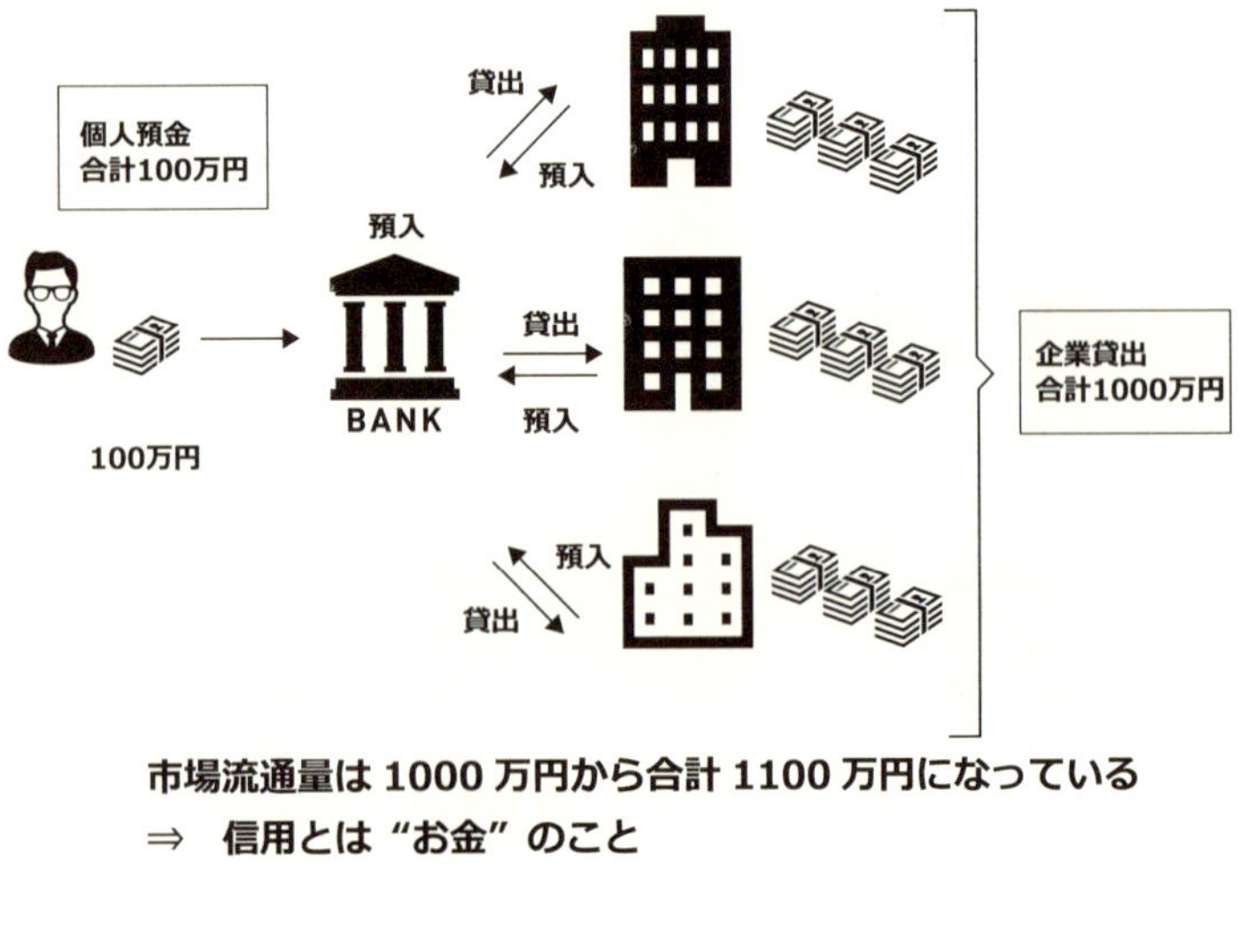

市場流通量は 1000 万円から合計 1100 万円になっている

⇒　信用とは“お金”のこと

ではお金は金融機関を介在して増える仕組みが経済を回しています。

これを経済における信用創造と言い、「信用＝貨幣」が成り立っています。

資本主義経済を支えている機能の一つが信用創造であると認識しておいてください。

ではなぜ、ジャングルカンファレンスが「医療における信用創造」であるかに言及します。

ジャングルカンファレンスに参加した方々はそれぞれ専門分野をお持ちです。

そして、前章ではジャングルカンファレンスを通じて参加者が時に連携して一人

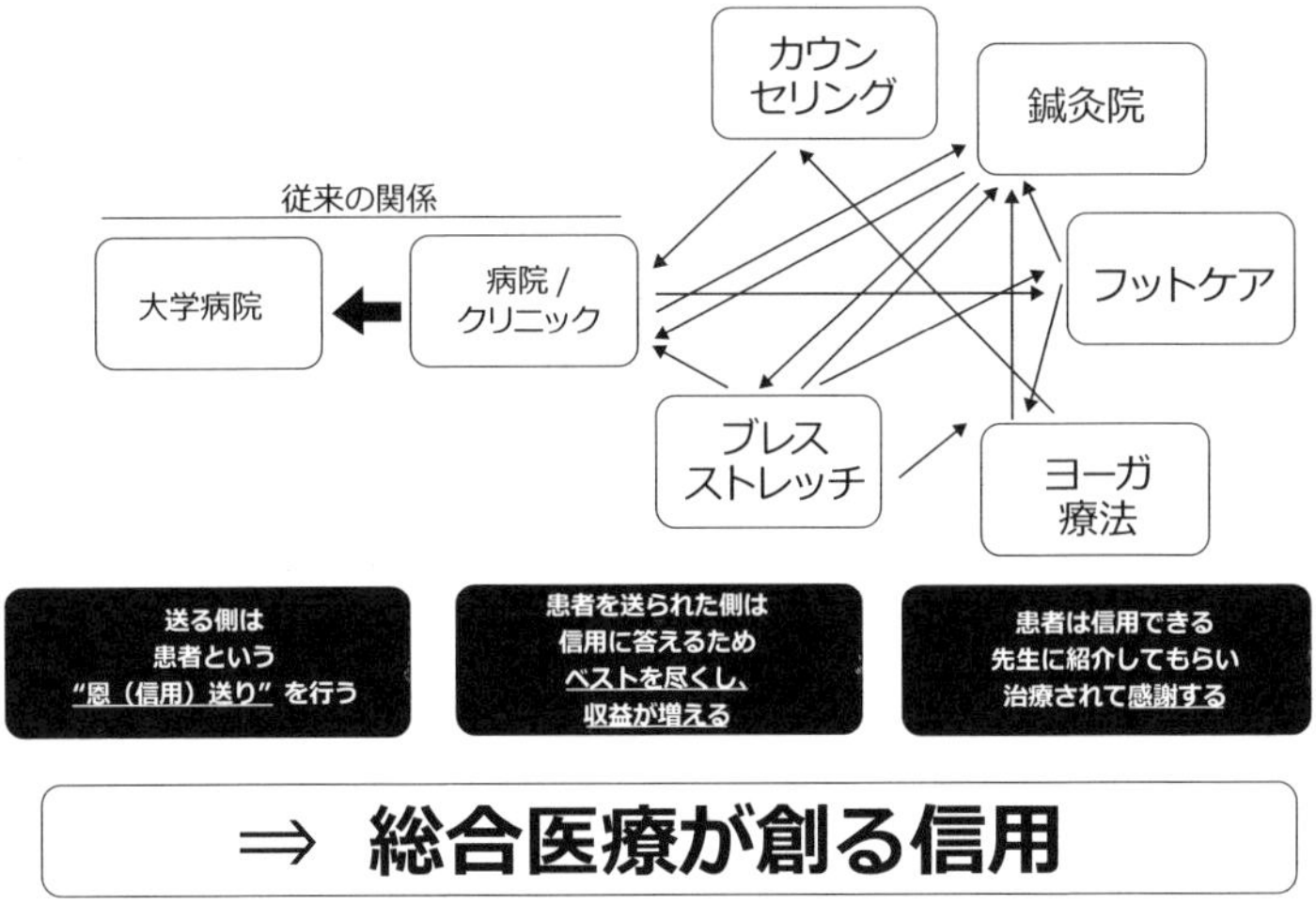

の患者を診るチームワーク医療が成り立つということを説明しました。

ある疾患をお持ちの患者さんが別の症状を訴えてきたとします。

その症状が自分の専門外の場合、ジャングルカンファレンスに参加している医師や治療家に「相談する」、直接患者さんを「送る」という行為が可能となります。

送られた先生はもちろん治療を施し、患者さんは満足することでしょう。

送った自分も送られた別の先生も、患者さんもハッピーです。

これが数値化できない医療における信用創造です。


現代医療の枠組みでは、当たり前のように行われていますが、代替療法も含めた医療、という視点においては、患者を送る、という行為は極小です。

特に、患者さんを囲いたいという思惑がある場合、連携は困難です。

「患者さんを送りあう」、これは経済的にも長期で利益をもたらすと考えられます。遠回りの経済活動ですが、事業としてのサステナビリティ（持続可能性）は確実に高まるのではないでしょうか。

医の智の恩送り

ジャングルカンファレンスは言い換えると、
・医療における知識をアウトプットする
・他者の知識をインプットする
という2つだと言えます。

もちろん知識を開示することが必須ではないのですが、自分自身が知識、技術を開示することで他者からの信頼を得るきっかけとなります。また、アウトプットに見返りを求めることはありません。これを古くから日本では「恩送り」と呼んでいます。

ジャングルカンファレンスは何度も参加していると、思考のクセのようなものがあるので、また同じような話になったかなと感じることがあります。インプットだけを目的にされている方ばかりだと、実はどんどんつまらなくなってしまいます。

そのため、参加者のアウトプット「恩送り」が実は非常に重要です。

参加されている方々が「恩送り」の考え方をもって参加していると、アウトプットが連鎖し、場が成長するのです。

この医療の知識を恩送りする、という考え方を基に、私たちはジャングルカンファレンスを「医の智の恩送り」と呼び、新たな価値創造の場と考えています。

フューチャーセッションとジャングルカンファレンスの違い

近年、多様な立場の人が集い、社会課題を参加者が自由に対話して未来に向けたアイデアを出し合う「フューチャーセッション」が日本全国で広がっています。

この社会変革を起こすきっかけであるフューチャーセッションを先導しているのが株式会社フューチャーセッションズの代表である野村恭彦氏です。野村氏は、フューチャーセッションを次のように定義しています。

多くの社会問題は、当事者や専門家だけでは解決しにくくなっています。

そんな今こそ、みんなのチカラをかけ算する時。

それぞれが問題を自分ごととして考え、ありたい未来を構想することが大切です。

Future Session では、多様な立場の人を参加者に迎え、問題そのものをいろんな角度で見つめることからはじめます。

そして、深く、自由に対話し、みんなの「想い」の中から未来に向けた素敵な答えを紡いでいきます。

誰かに決められたことをやるのではなく、一人ひとりが主役になってアイデアを生み出し、実現させていく。

社会に変革を起こすための「場 = Future Session」

フューチャーセッションもジャングルカンファレンスと同様、多様な専門家が集い、会話をします。サークルの形式で行うのが多いのも同じです。

やり方は似たものですが、幾つか相違点があるので分解して考えてみます。

・扱う題材の違い

フューチャーセッションにおいては、そもそも社会課題が何か、というところからスタートする場合が多くあります。健康やヘルスケアといった題材を扱うにしても多様な参加者が共通の言語で会話できるように最初の段階で具体化させません。

これはとても重要なことで、参加者が「じぶんごと」として捉え、参加することができる環境を作るためです。「たにんごと」ではなく、「じぶんごと」として捉えることで課題解決のアイデアが創発されるのです。

一方で、ジャングルカンファレンスは「症例」を題材にしています。多様な参加者が集いますが、何かしら医療に携わっている方々が中心です。

もちろん異分野の参加者もいます。その場合、「患者としての視点」、「その方の専門分野からの視点」で会話します。そもそも常に「じぶんごと」として捉えるのではなく、「たにんごと」と捉えるのが大きな違いです。ジャングルカンファレンスでは「たにんごと」ではあるにしても、自分の専門分野外のキーワードや症例の背景など、安心していつでも質問していい状況にあります。

・目的の違い

フューチャーセッションの目的は「多様な参加者同士が一つのチームとなることで、アイデアをアクション可能なレベルに具体化し、異なる立場から協調アクションを起こす」ことです。

多様な参加者が集ってアイデアを出し合い、社会課題を解決するチームを立ち上げる、未来を描きその未来で必要とされるサービスや商品を開発する、といったことがゴールです。そのため、参加者を巻き込むための「問い」の立て方がポイントです。

もし、健康器具メーカーが「売れる健康器具は」という問いで多様な参加者を集めてセッションしても興味ある方は限られます。

しかし、「意識せずに心と体の健康が維持できる未来は」という問いを立てると、医療機関、行政、企業など、様々な分野の参加者が集い、そんな未来って自分にとってどんな未来だろうと会話が進みます。

その会話の中から新たなサービスのアイデアが生まれ、事業化されるのです。

みんなで新しい何かを創ろう！というワクワク感の中でセッションが進みます。

ジャングルカンファレンスの目的は前述の通り、「医の智の恩送り」です。自分の持つ知識をアウトプットし、他者の知識をインプットする、いわば学びの場です。

最終ゴールにアウトプットする何かは定義されていません。

むしろ、答えは自分の中にある、という位置づけにしています。

例えば、誰かが発言した治療法が自分の考えと異なる場合があります。カンファレンスでは面と向かって否定しなくても、自分の中で持ち帰ればよい、という方針です。

・創発と内省の違い

フューチャーセッションにおいては、アイデアをできるだけたくさん出して、その中から良いものを残す、時に組み合わせてカタチにしていくという進め方を取ります。

アイデアをたくさん出せる仕組み、仕掛けがいくつも散りばめられており、創発の場としての機能は秀逸です。今後の広がりの中で、社会課題解決の様々な創発が行われるに違いありません。

ジャングルカンファレンスでは何か新しいものを創発するというスタイルではありません。症例に対しての治療法を共有する場です。

発言しなくても、自分の患者さんのこと、家族のこと、友人知人の症状など、頭の中で想い・考えが巡ります。内省の時間を楽しむ側面があります。

アウトプットすることがなくても、参加した、楽しかったという感覚が残るのが特徴と言えるでしょう。

ジャングルカンファレンスでは地方開催する場合に医療従事者、治療家以外の事業者の方や、学生が多い場合があります。そうした場合にフューチャーセッションを行うことがあります。

しかし、参加者で「予防」や「健康」といった切り口で未来像を描くのですが、サービス開発を目的としません。

そうした未来を一緒に描くこと、自分がその未来において何ができるか、何を大事に考えるかを会話する、といった内省の部分を取り入れたやり方をします。いわばフューチャーセッションとジャングルカンファレンスのハイブリッド型で行っています。

フューチャーセッションのように、同じテーマでゴール設定をし、都度商品・サービス開発に必要な専門家が集い、何度もセッションを重ねるスタイルではないため、この形態がマッチしているように感じています。

日本の医療費は高齢化により加速度的に上がっています。そんな中で現状の医療がこのまま維持されるとは思えません。そのため、より「予防」という流れになりそうです。

一方で、再生医療の技術革新によって治療技術は進むかもしれません。

世の中は予防が進んで人々の健康寿命が延びる方向になるのか、それとも技術革新によってあらゆる病気が治る時代が来るのか、未来は一つではありません。

誰しもが複数の未来を描き、その中で対応力を持って生き延びるしかないでしょう。

その答えの一つが多職種連携であると著者は考えます。

ビジネスの世界ではすでに当たり前のように行われている多職種連携ですが、医療の分野においては遅れていると言わざるを得ないでしょう。

医療という限られた世界にとどまらず、専門家が集い、連携することで問題を解決する方法を模索するやり方の一つがジャングルカンファレンスです。

第三章では具体的な医療における多職種連携の現場について言及していきましょう。

第3章　チーム医療の実践の場としてのジャングルカンファレンス

群馬大学多職種連携教育研究研修センター
（ＷＨＯ協力センター）
同大学大学院保健学研究科　講師

松井弘樹

チーム医療とは？

最近、様々な場面で「チーム医療」という言葉を見かける機会が多くなっていると思います。ですが、今までの医療現場で、チーム医療が行われていなかった訳ではありません。どの医療現場・施設においても、何十年も前から当然のことのように、医師、看護師など、複数の医療従事者が連携した、チーム医療が展開されておりました。

それではなぜ最近になって、医療の分野で「チーム医療」が改めて求められているのでしょうか？そもそも、「チーム医療」とはいったいどういった医療を指し、どんな効果をもたらすのでしょうか？その前にまず、チームとは何かについて説明したいと思います。

チームとは、同じ目的を持つ人々の集まりです。ある共通の目的を達成するため、チームのメンバー一人ひとりが自分に出来ることを遂行し、また他のメンバーの力を引き出すことで、一人では決して為しえないことを可能にすることがチームとしての役割です。

第2章でも述べたように、ビジネスの世界ではすでに当たり前のように、チームを組んだ取り組みというものはなされてきました。

一般的にはカリスマとして、一人であらゆることをやっていたイメージのあるアップルのスティーブ・ジョブズは、とあるインタビューにこう答えています。

私のビジネスモデルはビートルズだ。４人が互いの弱点を補っていた。うまくバランスが取れていて、全体としては個々を足した以上の力を発揮できていた。ビジネスも同じだ。偉大なことは一人では成し得ない。人と人が手を組み、チームとなってこそ偉業を成し遂げられる。

つまり、あのスティーブ・ジョブズ自身も、一人では偉大な成功を収められなかったと認めていることになります。

このように、チームの良さは、個人で作業や仕事をするよりも、様々な視点からの知見を受け入れることで、知識や情報量が多くなり、アイデアが拡がっていくことにあります。時には、思いがけない化学反応によって、全く新しい知見や、解決手段が見えなかった問題を打破する方法なども生み出されるかもしれません。

こうしたチームの利点を、医療の分野に展開したものがチーム医療と呼ばれるものです。

一般的にチーム医療とは、一人ひとりの患者に対し、多くの関係する専門職種が同じ目的や目標に向かって連携しながら医療にあたることを言います。

このチーム医療がここ最近になって求められる理由として、大きく2つの点が挙げられます。

1. コミュニケーションによる専門性とスキルの補完

1つ目として、医療の現場では長きにわたって、医師や歯科医師を頂点にしたヒエラルキーのもと、他の医療従事者がその指示のもとで医療を行ってきた背景にあります。

こうした状況では、医師以外の専門職種の中に、指示を仰ぐだけの受け身のスタッフを作ることになり、積極的に医師に改善点などの意見を述べるようなことはしなくなります。

また、患者および家族との接点が少なくなり、コミュニケーションが不十分なため、十分な医療が展開できないばかりか、最悪の場合は医療事故を招く可能性さえあります。

こうした状況を改善するため、現在は各専門職がお互いをパートナーとして認め、自身の職種の専門性とスキルを十分に発揮し、また他職種の専門性とスキルを認識して補完することで、メンバーそれぞれの専門性を生かせる形が理想的なチーム医療と言えます。

2. より高度化されてきた専門性

2つ目として、診断技術や治療の多様化・複雑化に伴って専門分化が進んできたことによります。

また、個々の分野において高い専門性が必要とされることになり、「この分野ならこの職種」と任せられるような高い専門性と技術を持った職種が増えてきたことから、チームを組んで連携する必要性が出てきました。

さらに、患者の治療に対する選択肢が拡がり、例えば「入院せずに自宅で療養やリハビリをしたい」「西洋医療だけでなく、鍼灸やヨーガなどの治療も取り入れたい」など、多様化したニーズに対応する必要性が出てきました。

こうした患者の希望を取り入れるためには、多くの職種のサポートが必要不可欠であり、チームとして医療を行う必要性が出てきました。

このように、チーム医療は医療業務を効率化させ、医療従事者の活性化を図り、結果的に医療の質を高める効果がもたらされます。

さらには、患者のニーズに応えるとともにその安全を守るという効果も期待されます。こうしたチーム医療の効果は、国内のみならず、最近、世界保健機関（ＷＨＯ）から出された報告書（２０１０年）（World Health Organization. Framework for Action on Interprofessional Education and Collaborative Practice.2010. http://www.who.int/hrh/resources/framework_action/en/）にも、

チーム医療は個人および地域の医療ニーズに応えるための革新的な戦略であり、互いの職種の役割や現状を理解することで、効果的な連携を可能にし、結果としてよりよい医療が提供できる。

と述べられており、世界的にもその効果や展開が現在、注目されております。

ジャングルカンファレンスにおけるチーム医療

ジャングルカンファレンスは多様な専門家が集い、症例やテーマをもとに様々な意見を出し合い、学び合う場です。いわば、チーム医療の教育と実践の場であるといえます。そこで、まずチーム医療を「教育」と「実践」に分けて説明いたします。

チーム医療教育（専門職連携教育）とは、ＷＨＯから出された報告書（２０１０年）によると、次のように定義されています。

２つ以上の専門職の職員や学生が、効果的な協働と健康に関する問題の改善のために、お互いのことを学び、お互いから学び合うこと

また、チーム医療実践（専門職連携実践）に関しても同様に、次のように定義されています。

異なる専門分野の複数の医療従事者が患者、家族、介護者、コミュニティと連携して、質の高い医療を提供するために共に働くこと

つまり、医療従事者はチーム医療教育を受けることで、多職種と効果的に連携できる即戦力の人材に育成され、現場でより最適な医療を実践することができるようになるといえます。

また、こうしたチーム医療の教育と実践を中心とした医療システムの強化により、患者の満足度の増加や、治療・入院期間の短縮、医療ミスの発生率の低下など、さまざまな効果をもたらすことが報告されております。

ジャングルカンファレンスは、こうした定義から考慮すると、チーム医療教育に近い部分があると言えます。このカンファレンスの中でお互いのことを学び、お互いから学び合うことで、それぞれの現場でより最適な医療を実践でき、多職種と連携できる人材を育む場といえます。

そこで、チーム医療教育の具体的な効果や、必要とされる事項としてこれまで言われていることと、ジャングルカンファレンスにおけるチーム医療教育を比較検討してみたいと

思います。

①チーム医療教育の効果

チーム医療教育の効果に関するエビデンスについて、ＷＨＯから出された「医療専門職教育改革ガイドライン（２０１３年）」では、

・チーム医療教育は、自身の専門職としてのアイデンティティーを高め、現場における自身と他職種との違いを明確にすることで、結果的によりよい働きができるようにさせてくれるものである。

・また、受講者はチーム医療の実践に対しての態度が向上し、コミュニケーションスキルが向上する。

と述べています。

ジャングルカンファレンスは、症例ごとにそれぞれの参加者が自らの専門性を生かして意見を出し合い、他職種からの意見を聞くことで、自らの専門職の役割と他職種との役割や立場の違いが明確になります。

また、いつでもアイデアを出したり、質問できる環境にあるため、結果的に多くの方々と意見交換が図れ、コミュニケーション能力が向上するという利点が挙げられます。

②チーム医療教育に組み込むべき内容

前述のＷＨＯのガイドラインでは、

・学習者の現在および未来の実践に関連した内容として、一般的でかつ優先的な医療問題や、臨床現場に即した問題を題材として取り上げるべきである。

・異なる職種が集まった学習者の間で、互いの交流が容易になるような学習方法（例えば小グループでの学習など）が望まれる。

・ケースベースや問題解決型の学習方法などは、チーム医療教育としての効果が特に高い。

と述べています。

ジャングルカンファレンスでは、毎回、異なる症例や問題を取り上げ、各職種が自らの立場でその症例に対する具体的な治療法などの提案をするという形をとっており、まさしくケースベースや問題解決型の学習方法をとります。

こうした症例や問題の中には、自身が全くこれまで直面してこなかった症例や問題も含まれます。

そのような状況においても、いつか自分が遭遇したらどう考え、どう対処するだろうという視点で捉え、分からないところは質問し、また自分だったらこうしたいという提案を自由に出来る環境にあります。

さらには、実際に経験した方の成功例などの意見を吸収することで、将来、自分がその症例や問題に直面した際の参考に出来るという利点もあります。

話し合うグループに関しても、時には10人前後の小グループに分かれ、互いの顔が見える範囲で意見を出し合うなど、より発言しやすい工夫がなされていることも学びの場として価値があるものだと言えます。

③チーム医療教育の確立において必要とされること

前述のＷＨＯのガイドラインでは、

・チーム医療教育を発展、普及、支援および運営していく教育者が重要である。教育者には、異なる分野や実践現場における指導者、トレーナー、教員、指導員、ファシリテーターを含み、さらにその教育者をサポートしてくれる人も含む。

・こうした教育者、指導者は様々なスタッフが絡んでくることから、カリキュラムの形成には複雑なプロセスが絡んでくることが考えられ、教育者側の綿密な準備が必要である。

と述べています。

ジャングルカンファレンスでは、特別な教育者というものを置きません。強いて言えば、参加者それぞれが教育者であり、受講者になります。

それぞれの回ごとに決まった症例やテーマを用意しますが、そこからは特に綿密な準備をしているわけでなく、参加者の自由な意見やアイデアによって、議論が展開されていきます。この際に重要なってくるのがファシリテーターの役割です。

議論の目的を明確にした後、参加者それぞれの意見を拾い上げ、知識や情報を整理していく必要があります。また、小グループで議論がなされた際には、そのグループでの意見をまとめ上げ、全体の中で報告するリンク役（コーディネーター）としての役割も担っています。

こうしたファシリテーターやコーディネーターは、医療に限らず、会社や地域など様々なチームでも実践されており、互いに補完しあうことでより良いチームに発展するとされています。

④チーム医療教育を継続・維持していく上で必要となること

前述のＷＨＯのガイドラインでは、
・参加者間の良好なコミュニケーション
・参加者の仕事への熱心さ
・チーム医療とは、参加者の一定の理解度や、現場における基本的な用語、考え方などに馴染みがあるときに、自身の認識や態度への変化として表れてくるものである。したがって、チーム医療を学ぶ前に、自身の専門職に関連した基礎的な知識や技術を習得しておくべきである。

と述べています。

一方で、ジャングルカンファレンスは、すでに専門職として働いている方が参加しており、自身の専門職種に関連した、基礎的な知識や技術は修得済みです。

また、前述のとおり、参加者は皆、熱心であり、コミュニケーションも活発に交わされております。

さらに、発言や議論の中で大事になるのは、全ての職種が分かる用語を用い、特別に難しい医療用語は用いないことにあります。

もし、その専門職種しか分からない治療法や医療用語を用いる際にも、全ての参加者に分かるように解説を加えて説明するようにします。異なる専門職種が集まる中で、互いの意思疎通や交流が容易になるよう、常に意識をすることで、他の専門職種に対する認識や態度が変わり、連携がしやすくなると言えます。

このように、チーム医療教育を中心にしてジャングルカンファレンスを見てきましたが、チーム医療の実践の側から見てもいくつか違いがあるので、挙げてみたいと思います。

①職種間のヒエラルキー

前述のとおり、チーム医療が話題になった背景として、医師を頂点としたヒエラルキーの問題を上げましたが、何もこれは医師に限ったことでなく、実際の医療現場でも看護師と介護士、事務スタッフなど、様々な職種で起こりうる問題であります。

企業では上司と部下の違いなどはあるにせよ、こうした職種間のヒエラルキーは医療現場に特有の問題といえるかもしれません。また、チーム医療がうまくいっている現場では、こうしたヒエラルキーをあまり感じさせず、風通しがよいという声が挙がります。

ジャングルカンファレンスでは、医師や歯科医師なども参加しておりますが、こうした職種間の上下関係は一切気にせず、全ての職種が同じ立場から意見を出し合うということを前提にしております。

もちろん、全ての参加者に敬意をもって、異分野の様々な意見を尊重することで、共通の問題に対して考えを共有し、時には補完し合うという関係を築いております。

②意見の対立

チーム医療の場では、異なる専門職が互いの教育や文化の違う中で、自身にとっての当たり前が通じず、ときに互いの意見が対立するということが起こります。

こうした対立は、コミュニケーションエラーを起こし、それぞれの職種のパフォーマンスを低下させるばかりでなく、医療事故の発生につながる恐れもあります。

ジャングルカンファレンスでは、前述のとおり「多元主義」「プラグマティズム」を基本姿勢にしております。

つまり、自身の信念や考え方には自身の関心や専門性が強く反映されており、自分と相手とは違うことを認識する、その上で自身の意見を出し、相手の意見を受け入れることで、共通の症例や問題に対する対処法を自らが模索するという形式をとっております。

また、最後まで画一の解決策は設けず、対立意見に対しては自身の中で考えを整理するという方針から、基本的に意見の対立は起こりません。

③患者中心としてのチーム医療

チーム医療を表現する上で、よく使われるのが「患者中心のチーム医療」という表現です。これは、医師を中心に展開していた過去の医療現場と対象的に表現する際に用いられます。

実際に、現在の医療現場では、患者や家族のニーズに応え、各職種が互いに密に情報共有し、それぞれの任せられた仕事を達成することで、よりよい医療サービスを提供するという患者中心のチーム医療が実践されています。

こうしたチーム医療の実践により、以前に比べて、医療の質の改善や医療安全の充実化が図られるようになったのは言うまでもありません。

ジャングルカンファレンスでも模擬症例を提示する上で、ベースとなる患者を中心に検討することになります。ですが、ここでは患者中心というよりも、この患者が抱えている様々な課題をベースに検討する「課題中心のチーム医療」が展開されます。

もちろん、実際のカンファレンスではこうした患者は目の前におりませんし、将来的に自分の前にいつ現れるかも分かりません。

ですが、参加した様々な職種が、似たような患者で体験した様々な経験や治療効果などを聞くことで、

自分ではどうやったらこの問題を解決できるだろう?

もし、解決できない場合には、どの職種に依頼すればよいだろうか?

などと模索することが必要になってきます。

これが課題解決型のチーム医療であり、結果的に患者中心の医療につながると思われます。

以上のとおり、チーム医療の観点からジャングルカンファレンスを考えてきましたが、そもそもチーム医療はすぐに達成できるものでも、効果を発揮できるものでもありません。それぞれの専門職種の専門性とスキルを認めて知識として吸収し、また、お互いのこと

を認め合って信頼関係を構築し、ネットワークを拡げることで、少しずつ構築されていくものです。

ですが、このチーム医療が達成されることで、チームの利点として最初に述べたように、様々なアイデアや全く新しい知見の創出、解決手段が見えなかった問題への打開策を見出すきっかけになる可能性があります。

これまでチーム医療という点をあまり意識せず、業務負担の増大、解決策の見えない課題による行き詰まり、精神的ストレスなど、なかなか個人では打開できない状況にある方は、チームという観点を少し意識していただくと良いのかもしれません。

その中で、ジャングルカンファレンスは、チーム医療の効果をもたらすきっかけになるはずです。

第4章　ジャングルカンファレンスの実際

ジャングルカンファレンスは、整形外科的な問題から、内科的な問題、心理学・精神医学的問題と、医学全般にわたって多岐に及びます。そして、そこでの会話の展開も多岐に及ぶわけですが、ここでは、そうした中でも代表的なパターンを抽出して、実際の会話を基に再現してみたいと思います。なお、ここでご紹介する症例に関しましては、個人が特定されないよう配慮し、実際の症例の事項や情報に関して若干の変更を加えたり、複数症例を融合させて一つとして扱っております。

また、あくまでもカンファレンスにおいてなされた「会話」をご紹介することを目的にしているため、当協会ならびに参加者が総意として、具体的な治療法や指導に関してそれらを推奨・実行するものではないことを申し添えておきます。加えて、それらの治療法の正当性を保証するものでもありません。

では早速、具体的なカンファレンスに入っていきましょう。実際のカンファレンスにおいては、手技療法を専門とする治療家が多く参加する傾向があるため、中でも整形外科的なテーマは特に頻出します。そうした例からみていきましょう。

1．整形外科的問題

腰痛

カイロＡ（症例提示者）：患者さんは50歳台の男性です。主訴は左腰部の痛み及び臀部の痺れ。現病歴としましては、数日前、ゴルフで左腰部を傷めた、といって受診。ウォーミングアップなしでゴルフのラウンドを始めたところ、徐々に左腰部の痛みが増した、とのこと。

その後、２日間痛み・痺れが続いているが、回旋運動はできる、ということです。この時の所見としては下肢伸展挙上（SLR）テスト陰性でした。施術としては、腰方形筋を中心に施術し、併せて骨盤調整も行いました。

医師：どのようなタイプの方ですか？

カイロＡ：声が大きく、かっぷくが良く、自分の意見をはっきり言うタイプです。

カイロＢ：痛みや痺れが再現する姿勢は？

カイロＡ：動かない方がしびれており、朝からずっとしびれている状態です。前傾姿勢が楽だそうです。

鍼灸Ａ：前傾が楽ならヘルニアではないのではないでしょうか？　うつ伏せで寝れていますか？

カイロＡ：施術中は寝れています。施術は効くとおっしゃるのですが、その後も痛そうにはしています。

鍼灸Ｂ：股関節の炎症であれば、そこを中心に鍼をするのも良いと思います。

カイロＢ：ゴルフによって仙腸関節がゆがむことがあるから、慢性的にそれが大きく起因していることも考えられますね。

鍼灸Ａ：そもそもの腰痛が、冷えによる可能性もあるでしょう。

接骨：どれだけ痛がりなのか、痛みの感度を確認することも重要ですね。

医師：この年齢では、こうした腰痛に加え、急な運動によるアキレス腱断裂なんかも多いですね。ビタミンＣ不足など栄養の問題もあるのかもしれません。

鍼灸Ａ：アナトミートレイン（筋筋膜経線）という考え方を応用して足・中殿筋の硬さを診ることが重要だと思います。患部のみならず患部外もチェックしていただきたい。

・・・このように簡単な症例の報告から、手技療法でもそれぞれの領域からコメントや感想が述べられていきます。実際には専門家同士では、記載されていることよりも手技の実践も交えて詳細な会話が展開されていますが、ここでは複数の視点が並立する様子をみていただきたいと思います。そして会話は拡大していきます。

気功：施術後も明らかに痛そうなのに効くというのが気になります。「痛みに強い自分」というセルフイメージを強く持っているのでしょうか。

医師：性格的な部分と痛みの関係もさらに確認が必要でしょうね。

ヨーガ：頑なな性格を感じますので、緩めるヨーガを勧めたいですね。この方が体に対してどういうイメージを持っているのか、自分の体を一つの体としてとらえているのか。

カイロB：アナトミートレインで考えると、この方の筋膜のセンサーが強いということも原因に思えますね。

医師：体全体の張力バランスとして、バックミンスター・フラーが唱えた、統合された張力の絶妙な均衡状態である「テンセグリティー構造」といった考えも重要ですね。アナトミートレインの基礎とも言える概念です。

カイロＢ：部分だけでなく筋膜全体で考えるということですよね。痛みの部位はコラーゲン繊維のメッシュ構造が厚くなっていると考えられています。こうしたことから物理的な動きだけでなく、局所における化学物質により発痛していることも少なくありません。であれば停滞している化学物質を流してあげることが重要です。

鍼灸：トリガーポイントにおいても、局所において痛みの炎症物質が出ているという考えをします。

整体：話は少し逸れますが、アトピー性皮膚炎はアレルギーでなくても出るのです。皮膚は最大の臓器といわれますが、それが捻じれたり、物理的なストレスがかかることにも起因します。こうしたストレスを解除する「整膚」という方法もあります。

医師Ａ：皮膚運動学といった分野でも、同様のことが指摘されていますね。

医師（整形外科）：私自身もここで議論されている梨状筋症候群様の症状があったことがあるのです。患者さんには手術を勧めることが多かったものの、自分になるとやはり躊躇するわけです。お尻が痛く、びっこをひくような状態でした。ところが「筋膜リリース」という施術を受けたらびっこをひかなくても帰れたわけです。でもまずは、整形外科医としてはヘルニアを疑ったら、ＭＲＩ・ＭＲＡはやるべきだと思います。狭窄症やヘルニアについては判るので、最低限の検査の必要性は指摘したいですね。

医師（放射線科）：腰痛などで椎間板ヘルニアと思ったら、がんの骨転移だったということもありますので、ＭＲＩはやはり必要ですね。

歯科Ａ：腰痛と噛み合わせの関係も有名で、歯のちょっとした出っ張りによって体全体のバランスを崩すこともあります。ほんの少し歯の研磨をするだけで、腕が上がったり、痛みがなくなったりするなんてこともあります。

歯科Ｂ：腰痛と頭との関連で言えば、ＹＮＳＡ（山元式新頭針療法）などの頭部へのアプローチも効果的ですね。

・・・はじめに提示された症例から展開して、いろいろなテーマが議論される様子がお分かりいただけたでしょうか。実際には、各療法の実技なども適宜紹介されて、さらに活気のある会話の場となっています。

肩関節周囲炎

鍼灸師Ａ（症例提示者）：患者は50代女性、やせ形体形です。主訴は、肩より高く手が上がらないということです。いわゆる肩関節周囲炎なのですが、皆さんはどのように治療していますか。

医師：検査データからするとずいぶんとタンパク質が低下しており、尿素窒素（BUN）

が上がり気味ですね。漢方でいう「血虚《けっきょ》」でしょうね。結果的に筋骨格系が弱ってしまい、肩関節周囲炎のベースになってしまったのではないでしょうか。いわゆる五十肩ですね。

鍼灸B：四物湯《しもつとう》など漢方薬はやっているのですか。

鍼灸A：やってません。食事はお肉も普通に食べていると話していたのですが。

医師：「肉は食べる」と言っても、本当に十分食べているかは別問題。ほんの少し、というかほとんど食べていなくても、食べていると話す人は珍しくないですからね。肉が苦手な人も少なくありませんので、その場合は卵を勧めるとタンパク質が補われます。

鍼灸B：自分は、操体法を用いたり、合谷《ごうこく》を刺激するなど、患部に直接触れないで施術しています。アナトミートレインの理論を用いて、足の指の根元の痛い部分を刺激することもあります。このとき、左右どちらを刺激するかは、右利きなら左側になどといった条件があり、その都度変わることもあります。

鍼灸Ｃ：一般的に、筋肉のある人は治りやすいですね。四十肩・五十肩の原因は、肩より高く手を上げる生活がなくなったというのが、根本的な原因のように思うのです。肩が３６０度回るというのではなく、肩甲上腕リズムという動きの連鎖の影響も受けるので、肩甲骨周囲の問題の可能性も見逃せません。

そうした中でも、良くない生活習慣は、振り向いて物を取る・腋《わき》を閉めずに物を持つ・患側の肩を下にして寝るといったことがあげられますね。

医師：テレビの位置で習慣的に患側が圧迫されるといった、生活習慣の関連もよくありますね。

整体：一般に人は顎を引いて緩めるが、そうでないとかえって肩甲上腕関節を固くすることにつながる。口呼吸や、舌を口蓋に押しつけるなどして、顎を緩めることが大切なんです。そして、交感神経が高まると噛みしめが起こるのです。つまり、歯ぎしりは意味のあることなのです。

心理：そもそも四十肩・五十肩は、そのまま放置して治るのですか。

鍼灸：例えば、五十代になってあまり動かさなくて、筋力が低下して痛くなったというパターンの場合、自然に良くなる人もいますが、やはり何らかの処置をした方が早く良くなりますね。

医師：四十肩・五十肩といった名称で、人によって戸惑うこともありますね。年齢との強い関連を考えてしまうのでしょう。

カイロ：肩を下げる、または上げてから手を上げたり、補助としてヒモを使ったりもしますね。ヒモトレ（小関勲氏考案のヒモを使った運動法）なんていうのも話題ですね。

整体：ヒモトレでは丸紐（編み紐）を使うのが良いとされています。逆にゴム紐は良くないといわれています。

鍼灸C：適度な伸縮性のあるテーピングで筋肉の方向に沿って補助するのもよい方法です。

整体：肺経のラインや、小指を意識して使うのも良いですよ。

柔整：腋《わき》を使い、肋骨をこすって、空手のような動きを利用して、武術のように動かすのもいいんです。手から先に動かすような感じです。

歯科：顎がよく動いている方が良いですね。

医師：皆さん、いろいろな良い方法があるようですね。試してみて、自分に合いそうなものを実践の中から結果に基づいて選んでいきたいですね。こうしたプロセスが、まさに「プラグマティズム（実用主義とも訳される行動を中心とした哲学）」による選択なのです。今のところ、ここでは種々の技法が横並びに挙げられているだけですが、実践の場においては、自らの経験や、患者さんの趣向、取り巻く環境を鑑み、ケースバイケースに、最良なものを選択していくことになるのです。

2. 内科的問題

医師A（症例提示者）：症例は70代男性です。主訴として、尿酸値（8・6）を何とかしたい、ということで知人に紹介され受診されました。高尿酸血症に関して、内服治療中（フェブリック）ですが、薬を飲んだり飲まなかったりしており、それでいて常に尿酸値の数字が気になっているという状態。気持ちとしては、内服をやめたいが、数値の悪化が気になって止められない。これまで痛風発作にもなったことがあるが、本人曰く強い発作ではなかった、とのこと。加えて、睡眠時無呼吸症候群も指摘されており、睡眠専門外来にて、持続陽圧呼吸療法（CPAP）の処方を受けていますが、こちらも装置はあるものの、夜間の装着はしていない、ということです。

医師B：痛風発作への恐怖というより、高尿酸血症による動脈硬化のリスクを心配されているという感じですかね。

医師Ａ：加えてコレステロール値が高いことも怖い、といいながらも、服薬は絶対にしたくないと強く主張していました。そこまで言うのでしたら、本人に何がしたいのかと聞いてみたところ、現在の仕事をやめて、ケミカルなものを口にせずに自然に生きて農業をしたい、と。でも、現状では仕事（中小企業経営者）を辞められない、との一点張り。尿酸値改善に関しては、代替案として、ビタミンC服用で改善することを提案しましたが、これもサプリなんか飲みたくないと拒否。とにかく通常の内科的な論理的説明ではらちがあかないわけです。

鍼灸：仕事はいつ辞めるのかと提案しても、仕事は辞められないというのですね。本当はただ辞めたくないだけでは。仕事にしがみついていたいのでしょう。

医師Ｂ：生活スタイルは変えられない、でも今のままでは嫌だ、ということ。こうまでいうのなら、何故そもそも生活を変えなければいけないと考えたのか逆に聞きたいですね。

鍼灸：仕事人間は、文句を言いながらも仕事し続けるわけですから、仕事し続けることを提案しながら、意識を尿酸値から離すというのはどうでしょう。

医師B：完璧主義者ゆえに、自分で作り上げた世界から抜け出せなくなってしまっている。いわば、アンビバレンスの状態にとらえられている。自らが論理的でないことに気づいていないと考えられます。

弁護士：経営者なのだから、従業員にとっては、いい形で退いていただきたいものです。自分の今いるところから退くことを考える、というのは？

医師A：論理的なもの以外は受け入れにくい印象があるのですが、自らについてはどうなのでしょう。

鍼灸：固定観念の強い人に説明がうまく伝わらないという場合、一般的にはどうしたらよいものなのでしょうか。

心理Ａ：相手に、現状として何を避けようとしているのか、そうした壁があることを認知してもらうことが必要です。壁が取れれば、エネルギーが流れる可能性ができますから。そして次に、行く先を選ぶということです。

心理Ｂ：手技療法の方々のところへは、はじめからこのような反発をもってこないことが多いでしょうから、まずは「何をしたいのか」「何が欲しいか」を把握することが重要でしょうね。対して、医師や心理系の専門職では初めから怒りをぶつけられることも少ないですね。はじめからいわゆる「けんか腰」。

医師Ａ：この方も、尿酸値、睡眠時無呼吸、ともに著名な大学の専門外来を受診するという、いわばブランド好きの方。それゆえに十分な時間をとって話を聞いてもらうという経験が希薄です。おそらく主治医の前では、何年にもわたって意見も言わずに、従順な患者を演じてきたのでしょう。それゆえにこのケースでは、いわば答えなど求められていないのかもしれません。ただ矛盾することを延々と吐き出すことに意義があったのかもしれません。

・・・このケースのように答えのない、矛盾したケースは多々、ジャングルカンファレンスでは議論されます。答えを求めるものが、カンファレンスだという認識の方々には、にわかには受け入れがたい展開かもしれません。しかし、様々な領域において、こうした答えのない問題は、日々発生しているわけですし、それへの対応に関する悩みも尽きることはないわけです。それゆえに我々は、この「会話」の場において共有し続けるのです。

3. 心理的問題

ジャングルカンファレンスでは、参加者である医師や治療家等の方々から、提示者としてさまざまな形で症例が出されます。ここでは「依存」に関する症例を扱いながら、通常のカンファレンスの流れをみていただきます。少し長めの会話となりますが、全体の感じを摑んでいただきたいと思います。症例提示者のプレゼンテーションを受けて、ファシリテーター役（「ファシ」と略）が、会話を広げる中で、様々な問題へと話題が展開していきます。ファシリテーターは必ずしも医師である必要はありませんが、この回では統合医療を専門とする医師が行っているという設定です。（鍼灸 OSAKA VOL.33 NO.1 特集記事

を一部改変して掲載しました）

提示者：Aさんは、五十歳代の男性です。現在、クリニックで向精神薬や眠剤の処方と、アルコール依存の治療を受けています。２年ほど前、夜間の失禁など異常と思える行動が生じ、心配した家族がうつ病の治療に通っていた精神科病院の担当医に相談しました。そこでアルコールの多飲が問題となり、うつの治療と並行してアルコール依存も治療するために転院することとなりました。しかし転院後もAさんの飲酒は減らず、減薬もできていない。この状況をどうしたらいいか、と思いカンファレンスにかけさせていただきました。

ファシ：Aさんは鍼灸院に来院された患者さんですか？

提示者：いいえ、鍼灸院では依存症をあまり治療していないというので、まだ行っていません。アルコール依存専門外来のみで治療している状態です。

ファシ：誰が相談を受けている場面ですか？

提示者：Aさんの家族からアルコール依存専門外来での治療以外で何か現状を変えることはできないか、と私が個人的に相談を受けている状況です。

ファシ：では、今日集まっていただいた皆さんご自身の友人にAさんがいるという状況で考えていくということで進めたいと思います。医療者としてだけでなく、人としてどう考えるかも含めて考えていただければと思います。まず鍼灸ということが話題に出ましたので、例えば、鍼灸院に薬物依存で患者さんが来られた場合、どのような治療や対応をすることが可能かを考えてみましょう。アメリカだとエイズの問題や、ドラッグからの離脱でも鍼は使われているようですが、日本ではそれほど一般的ではないように思われます。鍼灸師の立場から「依存症」についていかがでしょうか。

鍼灸A：いろんな依存症があると思いますが、いずれも依存症になるのは、何かから逃げたくて、ストレスが多くなって依存へ向かっていると思うのです。それで鍼灸以前に、本人がなぜそうなってしまったか、依存へ走って行った原因、本人の中でモヤモヤしているものをクリアにさせていくために問答からスタートしていきます。そこから少しアルコールとか依存しているものを止めてみることをやってみて、そのあとで鍼灸で全体のバランスを取るような治療をしています。

そうすることで、シーソーのように薬物やアルコールを飲んだ場合のしんどさと、そうでない時の差を感じてもらう。そして体を楽にして動けるようになってから、天秤にかけるように、他にやりたかったことがあるんじゃないのと、依存対象から目的を変えていくことをやっています。

ファシ：Ａさんはアルコールを止めたいというような強い動機はあるのですか？

提示者：アルコールを止めたいとは思っていないのです。お酒のスタートはお祖父さんの膝の上で味を覚えたと言うほど若い時からお酒が好きで、酒に関するウンチクもあります。アルコールと薬の併用が問題なら減薬できるようにと思い、転院したということなのです。

医師（整形外科）：Ａさんにはアルコール以外に楽しみはないのですか？

提示者：音楽とかモータースポーツとか…趣味かどうかわかりませんが、好きなものはいっぱいあるようです。アルコールに関しては、家族が心配して私が相談を受けたわけですが、本人も仕事ができていない、普段の生活もできていないことへのジレンマは感じているようです。

ファシ：アルコールに関して家族は心配している。本人も仕事ができていないことへ自己イメージとして嫌だなと思っている。ちゃんとした生活に戻るために、アルコールと少し距離を置かなくちゃいけないという思いはあるのですね。それで、家族に依存症外来へ連れて行かれちゃったわけですね。

提示者：そうですね。もちろん本人の同意はあります。アルコール依存症外来では担当医の説明で自分がアルコールに依存していることは理解できて、禁酒に向けて院内の勉強会や当事者会にも参加したのですが、アルコールは悪魔だ、とにかく断酒しかないと言われ続けることに対して反発が強くなって、結局、ふり出しに戻ってしまったということです。

医師（整形外科）：アルコールは悪魔だとは誰の言葉ですか？

提示者：ソーシャルワーカーの方です。院内の依存症勉強会にはかなり強度の依存の方が多かったという事情もあるかもしれません。

医師（整形外科）：　ソーシャルワーカー…。そういうキャラクターの方なのかもしれないですね。

ファシ：　なぜこうした言い方をするのでしょうか。なぜかというと、ハームリダクションという形でアルコールを減量していくという考え方もあるわけで、Ａさんにとって仕事をしていないのは確かに問題だけれど、社会的な問題にまではなっていないわけですよね。それでいきなり「酒は悪魔」とか、ゼロにすることよりは、まず減らしていくというアプローチではいけないのでしょうか。

提示者：確かにそうですね。当初から「アルコール依存」という状態を何とかしなくては、という思いで突き進んだ感じがしますね。節酒という考えがありましたね。

医師（整形外科）：薬はそのアルコール依存外来で処方されているのですか？

提示者：はい。減薬も希望した転院だったので、担当医にはそれを話しましたが、離脱作用があるかもしれないので徐々にということで、転院前とほぼ同じ薬が処方されていますね。現在の症状としては仕事に行けない。朝、起きられないといったことですね。仕事の状況としては、15年ほど前に職場での人間関係から会社を退職し自営になったのですが、うつを発症してから本人の実質的な収入はない状態ですね。

ファシ：元々のキャラクターなど影みたいな形で、アルコールや薬物依存の問題においては出てきていることが多いと思います。Aさんの場合もアルコールの問題がメインではなくて、元の仕事や家族との関係とか、本人がどういう人生を歩みたかったのかといったことがメインになってきているような感じがしますね。

皆さん、大体このケースの特徴がつかめてきた頃でしょう。それでは様々なご意見を伺っていきたいと思います。

心理Ａ：ご家族がなにか行動しなくちゃと思われたきっかけが、薬を飲んでいてアルコールもいっぱい飲んでいるというので、認知機能が不安になったということですが、そんな状況だったら、夜中にちゃんとトイレに起きるのは難しいんじゃないかなと思うのです。だから認知機能云々ではなくて、薬との組み合わせが悪いのではないかな。組み合わせをなんとかしたら、ご家族がなんとかしなくちゃと思われた問題は軽減するのではないでしょうか。それをはっきりすれば、元々の問題にフォーカスできる、戻れるのではないかなと思うのですが、どうでしょうか。

ファシ：Ａさんは薬を飲まなくちゃいけない、ということを前提に話がスタートしているけれど、そもそもその薬を飲む必要はあるのでしょうか。

失禁の理由がその薬との相互作用である可能性もありますよね。

飲むのを止めろという意味ではなくて、飲むということはどうなのか、お酒を飲むことを前提にして薬が出ていることの問題もあるのではないでしょうか。

鍼灸：Aさんは睡眠薬や向精神薬に対しても中毒になっているのですか。例えば、それを飲まなければ、不安で不安でしょうがないとか。

提示者：うつと診断された10年ほど前から、種類は変化しているようですが、薬は飲み続けていて、今は向精神薬や眠剤などを処方されて飲んでいます。

本人は減薬への不安はあるようです。主治医によって依存性を否定されているようですが。

ファシ：現実問題として、依存が完全に否定されることはないと思いますよ。

整体：アトピーを専門に治療しています。アトピーにも癖があって、薬に頼ってしまうのと、掻きぐせと2つの癖があります。

まず、なぜ掻き癖になるのかというのと、初めは痒かったところを日々掻いて解決していくうちに、肩凝りでも凝りを痒みに感じて掻くことで解決してまう、掻くことが上位になってしまって感覚が限定されてしまいます。

普段から自分の身体を触ることで、そもそもこれは凝りでそれをほぐすことで心地よくなるというのを繰り返して、正常な感覚に戻していくことで、かゆみと感じていたものが7割から3割に減っていく。

ステロイドを塗ることで解決しようとするのも、性格的なものや、1対0という思考パターンとかも影響していて、そのパターンを変えるというのもあるかと思います。

提示者：先日のジャングルカンファレンス（訪問看護において関節リウマチの独居老人をテーマにカンファレンスが開催された）でお聞きした慢性疾患の方で自らの症状に対して〝居座る・居着く〟ということですが、Aさんを見ているとそんな感じもしてくるのです。

ファシ：確かに、薬物依存そのものというより、居心地よくなっているということもあるかなあと思って聞いていました。Aさんは変容していこうという気持ちを持たれていないような印象があります。

周りが失禁だなんだと大騒ぎになっていても、本人はお酒も飲めて働かなくてもとりあえず食べていけるわけでしょう。こうした状況をいけないと思う人だったり、変わっていこうという強い気持ちがあればこうはならないでしょう。

例えば禁煙の場合、その重要性とか、自分は禁煙できるんだ、という強い自信が高まってこないと依存の状況を脱出できない。Aさんの場合、周りはお酒を止めろと言っているけど、本人はその重要性の認識は低いし、止める自信もないとなると、少なくとも離脱のスタートラインに達していない。

治りたくない、安全地帯から逃れたくない、今が一番幸せというパターンになってしまっているのかもしれないですね。

「治りたくない」という状況をこれまで何度もこのカンファレンスでは議論してきたわけですが、そこのところは臨床心理の立場からどうでしょうか。

心理A：「治りたくない」というのは本当に深くて、彼の生き方もあると思うのですが、仕事を止めたりして周りは負担ですよね。

本人だって幸せっていうわけではないですよね。周りに尊敬されて、晴れ晴れと生きたい気持ちがゼロではないと思うのですが、そのパターンができてしまうと、そこから出て行くのは、実は本当に難しいです。

今のままでいれば注目も浴びられるし。自分はアルコール依存だと言っていても、本当はそう思っていない人がほとんどで、それは病気なんですよね。依存だと本当に認めるのは、ものすごく大変なハードルの高いことではないかと思うのです。

だからAさんはある意味、自然。止める気ないというのは正直というか、愛されている人だなと思いますね。

鍼灸：仕事をしていなくて、アルコールは飲めて…となるとどうやって生活しているのですか？

提示者：生活費は両親の援助や家族の収入ですね。年齢的なことを考えると、今後が深刻な問題だと思います。

多数：両親…

医師（整形外科）：自分よりもっとひどい状況の人を見るといいかもしれませんね。

ファシ：そうですね。まだ状況として熟れていないのではないかという気がします。もう少し熟れさせないと、何も動いてこないのではないかと思いますね。

周りがいくら言っても、本人は心地よくない面があるのは否定しないけど、一時的な安全地帯であることは間違いない。うつになる前のきつかった時代から逃避、退避して、根本的ではないにしろ、安定感、安心感を得ているという感じですね。

それからある意味、お金があるからいけないのですよね。

全部なくなってしまえば、今の生活が継続できなくなるわけです。引きこもりの状況と同じじゃないでしょうか。お金もない、食事も出してもらえない、家もないとなると引きこもれないのです。

アルコールなんてむしろ、この方にとっておまけ程度の問題なのかもしれません。社会的な引きこもりの方が大きな問題のような気がします。

医師（整形外科）：15年前にうつになったということですが、その原因というのはなんだったんですか？

提示者：家族関係の問題で、離婚の危機ということですね。その時の喪失感からと。

心理B：家族とのトラブルというのに引っかかるのですが、そのトラブルがあって、うつとかダメな状況になって家族の輪が保たれている。

ある意味、システムとして出来上がっていて、Aさんはダメな存在であることで望み通りの状態になっているし、周りも望んでいる、みんなで作り上げているというのがあるように思うのです。なぜダメな状況になって離婚が回避されたのか？

心理A：私のせいで、私のことを愛しているから、そんなになっていると？

ヨーガ：わたしのせいでこんなになってしまってかわいそう。共依存ですね。

医師（救急）：根本的なところですが、Aさんの家族はこの問題に対してどれくらい深刻なのですか？　深刻そうに言うのか、強く仕事に復帰してほしいと本当に思っておられるのか？

心理Ａ：例えば失禁したときおしっこを拭くのが嫌ということではなく？　そういう失禁とかを取り除いたらそれほど急いで病院に行く必要があったのかどうか。なかったのではないかな？

ファシ：問題に正面から対峙しているようには思えないですね。それほど深刻に社会復帰を望んでおられるようにも思えないのだけど。

提示者：…それは強く望んでいると思いますが。

医師（放射線科）：ちょっとお聞きしたいのですが、うつ病で外に出られるのですか？うつ病の方って病院に来るのだけでも大変なんですよ。まして飲みに行くなんてできない。

提示者：…Ａさんはうち飲みもしているし、知人とも飲みに行きますね。

ファシ：ちょっと、依存から違った方向のテーマですね。あてはまるかどうかわからないですが、いわゆる新型うつの付随的な問題として出てきたアルコール依存としてみることも出来ますよね。

一般的な「うつ」じゃなくて。新型うつの方って好きなことをやりますね。コンサートも行くし、酒も飲める、好きなことは積極的にできる。でも仕事にはどうしても行けない。新型うつについてはいかがでしょうか。

心理Ａ：うつというのは重なってはいるのですが。カテゴリーでいうと幾つもにに分かれるのです。新型うつと言われているのは若者に多いと言われていますが、中高年にも結構見られるのですよね。

これまでＡさんのことを聞いていて、患者さん像がだんだん浮かび上がってきているのですが、少し発達障害があったり、すごく元気な時とドーンと気持ちが落ち込んでしまうのが短いスパンで起きてくるような、生きにくさを持っている人ではあると思うのです。

鍼灸：そういう患者さんは鍼灸院にも結構いらっしゃって、好きなことはやるけど、嫌なことは絶対やらない。はっきりしているのです。

それが最近わかってきた新型うつらしいのです。今までは引きこもりが普通だったのですが、行きたいところには出て行っちゃう。

そういう方の家庭を見ていると、やはり家族がどうにかしなくちゃいけないと先々に動いてしまっているんですよ。やっぱり恵まれているんですね。だから本人は困っていない。

提示者：…Aさんは依存症の症例ではなかったですね。

ファシ：いえいえ、いいんです。依存症って様々な形で出てくることなので。依存とかうつという言葉に翻弄されてしまうことは少なくありません。

アルコール依存症って言われたが、自分では依存症ではないと思う、という人は少なくないと思います。うつと言われているので薬を飲んでいる、それは医者の診断、つまり名付けていることとの問題なのです。

命名されたことで起きた混乱です。実際に薬物依存であるし、うつであるし、命名自体は間違ってはいないのです。「うつ」「アルコール依存」という言葉の持っている怖さですよね。依存はやはり大きなテーマだと思います。

それと、確かにAさんは発達障害の要素が混ざっているのかなという印象はありますね。

心理Ａ：そうですね。ある意味、依存ですね。共依存だし。

心理Ｂ：セオリーでは、イネーブラー（enabler）というんですが、そういう関係を成り立たせている人がごく身近にいるということは、よく言われることで、そうなるとご家族皆さんそうなのかなと。

ただ、その状態で平和が保たれているのであれば、依存として治療しなくてはいけないのかどうか。つまり誰がどのように困っているのかですね。

医師（整形外科）：さっき心理Ｂさんがおっしゃられたように、Ａさんに薬は必要なのですか？　薬が問題のような気がしますね。もしかしたら、失禁はなくなるかもしれないですね。

心理Ａ：そうですね。ドーンと落ちる時がありますので、知っている限りだとずっと飲んでいる人は多いです。同じようなタイプで、医者にかからなかった人はずっと飲まないで生きにくさをなんとかやりくりしてやってますけど。なくてもいいかもしれない。確かに失禁があったりすると、認知機能とか家族は不安だとは思うのですよね。不安があるからそこを専門家に聞いて、アルコールを完全に止められなくても大丈夫な薬の飲み方に替えるとか、減らすとか具体的に何かできるか…。

ファシ：禁煙の場合、ちょっと減らしてみましょうか？というのは、喫煙に対してOKというメッセージを発してしまうことになるから、それは絶対には言うなという考え方もある。減らすというと依存症じゃないというふうに本人が思ってしまうこともあるから、難しいですよね。

欧米だったら、社会的に問題が起こっていなければ許容するようになっているけど、日本では、覚せい剤などの違法薬物から絶対ダメ的な考えが依存症に対して強すぎて、結果「アルコールは悪魔だ」という考えにもなってくるわけですよね。

医師（放射線科）：気になったのは、気分が上下するので一番困っているのはご家族なんですよね。本人をなんとかしようとしているけど、おそらく家族が一番しっかりしないと対応できない。

依存を引き起こしているのも家族に原因があることもあるので、まず家族がカウンセリングを受けにいかれたほうがいいのではないかという気がしますね。

提示者：家族のカウンセリングとはどういうものですか？

ファシ：家族療法というのが、今、一つのテーマになりつつあるわけですが、先ほど言った、共依存という形の場合、本人を治すのではなく、家族が困っている状況で心地よいというか、それによる変な安定感が生じていて、本人を治すのではなく周りをいじることでシステムとして家族全体を動かしていくという考え方です。
カウンセリングの場には、家族全員が揃わなくても構いません。家族の一部でも動かすことで、少しでもシステムが健全な形になっていけば、という考え方です。

心理Ａ：家族療法ということでいうと、家族心理学を研究されている東 豊先生のお話によると、まず１回家族全員が受診してそれを共有し、それから一人ずつとか、家族全員に戻って話し合う。あるいは家族それぞれに担当を決めたり、パターンはいろいろありますが、家族の関係性にフォーカスしてカウンセリングを受けていくわけです。Aさんも薬の問題を調節しながら、家族療法を併用して行ったらと思いますね。

鍼灸：僕の場合、家族が全員鍼灸院に通院してこられていた、ということがあって、一人ずつ全員に話を聞いていって周りから攻めていったということはあります。

それで、アルコールとかの依存を別にして、本人が自信をなくしていっていると思ったので、本人に好きなことでもいいので自信をつけさせていった。家族の方からあなたすごいじゃないいってアプローチしていって、依存から抜け出せた方もいます。

ファシ：それって鍼灸のいいところでもありますよね。ついつい心理の話になってしまうのですが、鍼灸院に行かれたところが良かったというのがありますね。他の徒手療法でもいいと思いますが、家族に共通した「身体」を触ってくれる人がいて、触っていく中でやっていく。家族療法を意図しなくても、その中心にいる人が仲介になって、触ってあげることでわかるという非言語的な繋がりで、体を治すことを黙々とやり続ける。

つまりうつを治すツボということではなくても、うまく回っていくこともある。話を聞くことと触れることとの関係を使い分けるといいのかなと思いますね。

心理Ａ：心理療法だと絶対身体に触れてはいけないので、触れるというのとは差があるのですが、鍼灸でも、マッサージでも方法は何でもいいのですが、本人がやりたいというのであれば、併用してやっていくのもいいかなと思います。

ただ私は本人と同じ人が家族を担当しないほうがいいと思いますね。報告し合えるような関係は必要なのですが、違う人のほうがいいかなという気がしますね。

それから薬を相談するのに、気分調整薬とか不安になった時に必要な薬は出すけどアルコールのほうが大事でしょって、いつも飲まなくていい、あるいはこれとこれは併用しないということもあると思うので、その辺を考えてくれる理解ある先生がいないかなあと思いますね。

食養：今回のうつは少し違うかもしれないですが、うつの人はひどく偏った食事をしている人が多くて、心療内科の先生と一緒にやったことがあるのですが、食事内容を変えていくだけでも治って行っちゃうことが結構あるんです。

アルコールだけじゃなくて、そもそも日頃どういう食事をしているかを合わせて考えていかないといけないと思いますね。食べ物でも影響はあることがわかっているので、Aさんも偏ったものがあるのではないかと想像できるのですが。

シンプルな日本食（ご飯、味噌汁、おしんこ、焼き魚や納豆のようなもの）を食べるということに食事を変えただけでも今回のような症状は改善されることがあるのではないでしょうか。

薬剤師：青森県に森のイスキアという佐藤初女さんという温かいちゃんとしたご飯を食べさせてあげるだけで元気になって帰っていくということをされていた方がいましたね。もう亡くなられてしまいましたが。転地療法にもなるし。

リフレクソロジスト：僕にとってお酒は神聖なもので、Aさんも同じようであると思います。取り上げられたら泣いてしまいます。だからバランスじゃないかと思うのです。

人間はだいたいバランスを取ろうとすると思うのです。体内環境のバランスをよくしてあげることで、精神的にも楽しく飲めるようになるのではないかと。僕はリフレクソロジストなので、脚を施術してあげると楽しくお酒を飲めると思います。
リフレクソロジーで血液やリンパの流れといった体液循環を促進することで、体の中の余分な老廃物を出すことになる。二日酔いにも有効です。身体の土台である足元から改善していくこともあるかなと思います。

医師（整形外科）：これぞまさに統合医療のいい適用じゃないかと思うんです。例えば、夜ゆっくりと月を見なくなったとか、食事がコンビニ化していっているとか、余裕がないわけです。

医者も悪いと思います。
ただ薬を出すだけになっていっているとか、そういう全ての要素が集まってこんなことになっていっているように感じます。一つ一つ変えていくというのに、あまり強要すると良くないと思うので。周りが家を綺麗にしてあげるとか、食事を整えるとか、五感を磨いていくことから入っていったら実は簡単なんじゃないかと聞いていて思いますね。

医師（救急）：大量服薬とか実は普段からよく診るのですけど。家族も含めて、こういうケースには問題が2つあって、一体今現在、どっちに向かいたいのかと、もしその向かう方向が決まったとして、そっちにどうやって向かうのか。

今の状況に何となく居づらさは持っていても、居着きたいことが本当なのか（状況を大きく変えたくないのか）、居辛さが強いのか、その二局でみることが多いですね。本人が何とかしたいと思っているのなら具体的な問題をあげていって統合医療的に具体的な対処をすることができる。

ただ本人が状況を変えたくなければ何をやっても難しい。皆が皆常識的な視点からみて健全な方向に向かいたいとは限らないということですね。

ファシ：自殺とかを繰り返す人の中には、境界型の人格障害、つまりボーダーラインと言われる方が一定程度いる。神経症でもなく、精神障害、統合失調症でもなく、いわゆる病気という枠組みに入ってこないので薬を処方されることもない。

でも問題であるわけです。

若い女性が多いと言われるけれど、男性でも増えてきていて、現代社会の病巣の1つになってきています。それがうつ症状や統合失調症のような形をとることもあるし、当然、薬物依存に向かうこともある。

そういうボーダーラインという概念があることも頭に置いておく必要もありますね。現代においては多かれ少なかれ誰でもそういう側面はもっているともいわれています。

ただ聞いていると、Ａさんからはそれほど特殊な性格の人間像が見えてこないですね。友人として引力の強い人かもしれないと思うところはありますね。


ヨーガ：Ａさんはシリアスなアルコール依存症でもないようですが、久里浜病院のアルコール外来の入院病棟では、マインドフルネスとか認知行動療法などでセルフケアの方法を見つけると、特に男性の再入院率はかなり低いといわれていました。

女性の場合はキッチンドランカー等、環境が飲ませてしまう場合は、退院後の再発もあるようです。依存症ケアの自助グループまでいくと、他にすがれずセルフケアしかなくなって却って回復は早くなったりするかもしれないですが、家庭にサポーターがいる環境では、敢えて苛酷な環境を本人が望むとは思えない。

だからＡさんの場合は家族療法を先にするほうが効果が上がると思うのです。ただ本人がその気になって相談に来られなければ相談には乗れないし、また治療を途中で止めてしまうのであれば何も提供できないですね。

依存症の方（向精神物質依存）は、脳がある種の快感物質を受容する構造に変化しているそうなのです。

だから少々の修正や、薬でコントロールしたとしても、また同じ環境になればその快感の元に手を出してしまう。それがいわば病名がつくところで、お酒との付き合い方とかコントロールの仕方を家族と協力して探るのが現実的でいいのではないかなと思いました。

ファシ：アルコール依存からスタートしたわけですが、問題の本質が、アルコールから切り離されて、本人のキャラクターの問題や家族の問題、果たして問題なのかどうかという問題とかを考えなくてはいけないかなと。

アルコール依存という一般的なところに戻すと、どうやって止めるのか、何で止めなくちゃいけないのか、果たして止めなくちゃいけないのか、アルコールは合法的なわけだからどう捉えていくべきなのか。

僕はタバコを吸わないので、タバコがなくなっても困らないですけど、副流煙の問題とか嗜好だけでは決着のつかない問題も確かにあって、だんだん禁煙もエスカレートしていって、喫煙者には肩身が狭くなっているかなと思うのです。

タバコを含めた依存もそこまでしなくてもいいんじゃないかという見解もありますが、何かご意見ありませんか。

薬剤師：私自身が摂食障害で過食症で、バッチリ依存症患者だったのです。結論からいうと、依存症は絶対治るけど、本人が門を叩かないと、治したいという人でないと治らない。

周りが治すというのはありえない。治りたい人は自分で来ます。周りの人が何とかしたいというのは傲慢。家族にとって邪魔だったら追い出せ。一緒にいたいからいる。

20年くらい前、精神科で薬漬けが云々されるちょっと前ですね。私の主治医はカウンセリングに相当時間をかける人だったので、あなたの本質は何ですかと2カ月間ずっと言われ続けました。内観療法ですね。

実は私は母親がいなかったら何も考えられない、自我がなかった。自分に何もなかったというのに気づくのは悲しいですね。わんわん泣きました。

そのときその先生は言いました。

過食症は嗜癖だと思って、社会生活が営めるのだったら、やっていいよと。

今思えば、食べてガッと吐くのはものすごく低血糖になってアドレナリンがバッと出るから、リストカットと何ら変わりないのです。私が病気になったおかげで、母親は弟や妹に手をかけなかったし、共依存の関係を解消することができたと思います。

だから、本人がどうしようと言いに来ない限り、あまり気にしないで、家族の方にセラピーして、あなたの在り方なんですよということに注力するのが多分一番。病院に連れて行っても治らない。

私の治療院に旦那さんがどこも異常がないのに、プルプル体が動くというので来られた方があったんです。

いわゆる心身症ですね。

そのとき本人が治りたいと言っていないのにあなたができることはない、家族に言い続けました。それでファミリーコンストレーションを勧めたんです。ドイツで行われている人間を使った箱庭療法みたいなものです。それとかいろいろやらせて、回復しました。

医師（内科）：僕は、基本は内科なので、あまりアルコール依存をメインに扱うことはないですね。ただ、この症例は人格障害的なものがあったり、うつがあったりで、そういうことを個人的に相談を受けることがあって、皆さんも自分なりにアプローチする方法をお持ちだと思いますが、自分なりに考えることがあり、じゃあそういう人をどういう切り口でスタートさせたらいいか決定打ないですね。

すごく迷います。

これまで話を聞いていて、どういう風に解決したらいいか、今でもわからないし。まず誰に持っていったらいいか。最初どうしたらいいでしょうね。

ファシ：そもそも解決すべき問題なのかどうかを考えなくちゃいけない問題で、問題解決を求めているのかどうか…ということもありますね。

自由診療でお金をかける診療と、個人的な相談とかお金を取らない場合とは決定的に違う。

そこは重要です。

誰もが解く必要がある問題なのかどうか…。問題の根本を考える必要もあるかと思いますね。

医師（整形外科）：この症例は言ってみれば社会の問題ですね。昔だったら、近所の人が「何甘えているんだ」って言って終わったんじゃないですか。

ファシ：依存だと実際に犯罪ということに絡んでくることも多いかと思うのですが。弁護士の先生の立場から、そうしたケースはありますか？

弁護士：弁護士ですので、私が依存というので関わるのは、だいたい覚せい剤などの薬物依存とか窃盗ですね。いわゆる犯罪に関わるところですが、本人が治す気に成らなければどうにもならないというのはそうなんですが、とはいえ覚せい剤の場合だと本人では済まないわけで、幻覚とかで殺人に繋がったりするわけですし、反社会的な人たちの収入になったりするわけで、そこが一番問題だと思っているわけですが、本人が治る気がないなら放っておけばいいでは済まないのかなと思うわけです。

裏を返せば、乱暴ですが、本人が好きでやっていて、誰にも迷惑をかけないのであれば、あとは周りがどれだけ関与するか、関与したいかは周りの問題ということですかね。

ただ覚せい剤は本当に深刻ですね。

裁判の場では、誰も解決しないわけで、機械的に「もう二度とやりませんか」「はい、やりません」（やるだろうな）という感じで終わっているわけで、具体的な解決策は何もない状態で、非常に無力感を感じています。

ファシ：覚せい剤までいくと、確かにいけないという感じがあって、少しでもやってはいけないわけで。

アルコール、タバコでは本人を蝕む、本人が大きな病気にならないためにということで同調圧力が強くなっているということも一面あるように思います。

それが絶対の善かという面もあるし、予防ということであらかじめ生活習慣を矯正させるという問題もあるのかなと思います。

事務局：先日、予防をテーマにフューチャーセッションをしたのですが、医療費の削減でそもそも予防をしないといけない方向になっているのが現実です。

しかしそもそも誰もが予防をやらなくちゃいけないのか…？

会社組織の中では予防接種も含めて「予防」に関して信仰に近いものがある。

ましてビジネスの方向に「予防」というものがふれればふれるほど、ダークサイドとしての面も見逃せなくなります。

やはり一義的な正しさを決めることには困難が付きまといますね。

ファシ：現代においては一定の正しい方向に持っていこうとする傾向がある。正しいものは本当に正しいのか。アルコール依存というと悪いことのようだけど、Aさんの場合、果たしてAさんだけが悪いのかというと、よく見ていくと家族の問題があったり、共依存、社会的な問題などに行き当たります。

アルコール自体が法律で禁止されているわけでないし、タバコも同様です。

これらの嗜好の問題は、価値の問題に結びついていて、エビデンスにより議論される「量」の問題として解決されるのかということも改めて考えてみなければなりません。つまり「質」の問題が、依存症の核心にはあると思いますね。

今回のカンファレンスも、通常の「依存」に関する問題を超えて、広範に議論されました。

当然、安易に解答が出るような領域ではありませんが、生じている問題を多角的にとらえるということは、医師や治療家といった職種を問わず、すべての人たちに不可欠な姿勢だと思います。

そうした多元的な姿勢を、このカンファレンスからくみ取っていただければ幸いです。今後も医療における多元主義の重要性を、ジャングルカンファレンスなどの取り組みを通じて発信していきたいと思います。

カンファレンスは以上となります。本日はお疲れさまでした。

・・・全体としての流れを見て頂いていかがでしたでしょうか。「依存」というやや特殊なテーマのようですが、よくよく考えれば、誰もが関連する普遍的なテーマでもあります。こうした抽象的なテーマから、各参加者が自らの臨床に有効な内省を引き出すことが、このカンファレンスの特徴でもあります。

しかし、各種学会や研究会などで、このカンファレンスを解説する際に、ほぼ必ず詐欺や悪質な代替医療への排除を含めた対策の不備などに関して質問を受けます。最後に、こうした質問への対策に関してもテーマとしたカンファレンスを展開したので、ご紹介しましょう。

4. ルールの設定

医師A：ジャングルカンファレンスは一種の「道場」のような機能があり、ここに集った人達は、それぞれ発言してもしなくても、自らの内側で日々の臨床を内省することになります。

それはただ結論を得ようとするカンファレンスとは異なり、明らかに拡大した意義を求めようとしているのですが、実際に参加していない方々には、やはり通常のカンファレンスとの差が分かりにくいようなのです。

一度参加して頂ければ、そう難しく考えなくてもわかるのですけどね。そこで今回は、そうした外部の方々へ向けての説明も兼ねた、我々のルールのようなものをあらためて作成してみたいと思います。特にやってはいけないこと、注意すべきことを中心に挙げていってみてください。

弁護士：まずは、犯罪でしょうね。明らかに犯罪や、それに類する行為はいけません。

わざわざ記載するほどのことではないのでしょうが。

心理Ａ：個人が特定されるような情報やプライバシーなどの守秘義務も重要です。そうした意味では、ジャングルカンファレンスでは、心理学セミナーでもよく行われるような開始前の参加者全員による「コントラクト（契約）」の確認を行っています。その同意のもとでカンファレンスが開始されていますよね。

理事Ａ：詐欺やそれに類する行為、宗教の勧誘なども禁止されなければなりません。ネットワークビジネスへの勧誘も同様です。宗教で難しいのは、勧誘はだめだけれども、宗教的な事柄によって症状が改善した、病気が治癒したという経験はみんなで共有したいです。これはスピリチュアルな領域に属することと考えていいでしょう。

理事Ｂ：各種研究会のお誘いや、商品紹介や販売に関しても事前に教えて頂いて、理事会にかけたものであれば問題ありません。

ここは情報共有の場でもありますから、そうした活用もお互いに重要ですから。いずれにせよ事前チェックを受けることです。

医師Ｂ：診断や病名を無理につけない。そうしたものに固執しないというのも、通常の医師が行うカンファレンスとの大きな相違でしょう。

ここでは名付けるということの意味も考えていくわけですから。

それにより、伝統医学を中心とした様々な療法の視点が導入できますしね。漢方における「証」や、アーユルヴェーダの「トリドーシャ」など。

鍼灸：明文化するまでもないですが、誹謗中傷はいけません。そうした意味ではＳＮＳでの発信も気を付けなくてはなりません。

本人にその気がなくても、他分野の治療の誹謗中傷になってしまうこともありますからね。自分が理解していない分野についてはとくにそうです。

医師Ａ：この辺りは、医師を交えたときの注意でもあります。代替医療への理解が少ない医師をメンバーとした場合、いわゆる科学的議論とは区別してもらう必要も出てきます。

そもそも「気」なんかない、といわれてしまうと、議論が先に進みませんし…。

医師Ｂ：現代医療を否定しない、というのも重要です。自らがどれほど代替医療的であろうとも、患者やクライアントといわれる方々は、常識として背景に現代医療的な考え方を持っています。

また、現行の法令を遵守する、という視点からも、好き嫌いの観点とは別に現代医療を前提とした議論をすべきだと思います。

これは現代医療のみが正しいと言っているわけではなく、多くの人が正しいと思っているもの、つまり正当性があるものを優先すべきであるという考え方です。

医師Ｃ：現代に生きる者として、まず現代医療ではどうなのか、といった視点は必須だということでしょうね。

心理Ｂ：患者さん主体である、という視点も当たり前ながら盛り込んでおく必要があります。ある意味、統合医療に限らず、すべての医療は患者主体であるべきであるのはいうまでもありませんが、ジャングルカンファレンスの原則としても不可欠です。これは、ある意味で患者さんに自主性を求める厳しさにもつながるものですし…。

理事A：真に患者さん主体だからこそ、通常のジャングルカンファレンスに加えて、当人である患者さんを巻き込んで行う「ジャングルカフェ」といった形式もあるわけです。専門家同士の連帯を前提とする狭義のジャングルカンファレンスとは、少し趣を異にするというものですね。

鍼灸：これも改めて記すまでもないことですが、鍼灸師をはじめとした治療に関わる側が、診断してはいけないというのも常識ではありますが大切なことです。診断はあくまでも病院・医院で、と常々肝に銘じております。

整体：それでも患者さんの中には、病院に行きたくない、治療家に診断も含めてすべてをゆだねたいというような姿勢の方っていますよね。

そうした方の医療への不満をすこしでも吐き出させて、楽にしてあげることも重要だと感じています。

その意味では、このカンファレンスは、全職種がある種の共通語を用いて話し合っているようなものですので、良い訓練になっているように思うのです。

医師Ａ：ご意見、ありがとうございました。では、話し合いで出てきたキーワードを抽出して「ルール」を作っていきましょう。

・・・このようにして完成したのが、第1章でご紹介した5項目のルールです。これは最低限のものであり、今後も流動的に改変が加えられていくでしょうが、現状として私たちが、自らのカンファレンスを説明・普及していく重要なツールになっています。

ジャングルカンファレンスの誌上での再現はいかがでしたでしょうか。個々の事実や情報よりも、そこで展開される「流れ」や「雰囲気」のようなものを感じ取っていただくことを目的にフィクションも交えて記載してみました。

それでは次章では、こうしたジャングルカンファレンスがどのように展開しているのか、その具体的な姿をご紹介していきましょう。各支部での活動報告や、カンファレンスに実際に参加している治療家の生の声から、このカンファレンスの外部からみた意義のようなものが、感じられるのではないでしょうか。

第5章　拡大する！ ジャングルカンファレンス

1. 各地で開催されるジャングルカンファレンス

ジャングルカンファレンスは現在2か月に1回、東京（代々木）のウィルワンアカデミーで開催されています。東京開催以外にも地方で開催していますので様々な地域で開催されるジャングルカンファレンスについてご紹介します。

東京本部

東京で開催されるカンファレンスが組織としては「本部」機能を持ち、全国のモデルケースとなっています。通常、以下のような流れで進めています。

・基礎講座

現代医療の基礎知識をわかりやすく説明する講座です。毎回トピックを変えて開催しています。

・ジャングルカンファレンス

最初に「守秘義務」について説明をします。カンファレンス内で話した内容は外部に漏らさない、ということで皆さんの合意を取ります。出された症例は個人情報が含まれ、個人が特定される場合があるためです。

次にジャングルカンファレンスのルールを簡単に説明します。第1章で述べたルールを共有します。

これらの開会の儀式が終わっていざ、ジャングルカンファレンスです。

まずは参加者の中で、「患者さんでこんな悩みをよく聞く」、「こんな症例について、皆さんの知見を聞きたい」、といったテーマがあれば、それを題材にカンファレンスを行います。予定調和で進めず、アドリブでライブ感たっぷりなのもジャングルカンファレンスの特徴です。

参加者から症例が出ない場合には事務局から症例を出します。症例を出す場合には、個人が特定されないように、複数の人物像を合成して症例を出すこともあります。

出された症例について参加者からその人物像に対して質問をします。

質問によって症例の人物像のイメージを膨らませます。

ジャングルカンファレンスは必ずしも同じ分野の専門家が集っていないため、その人物像を〝ゆるく〟描いて進めても問題ありません。会話が進むとその人物の置かれた状況や家族背景、生活習慣などが次々に具体化されていきます。参加者の頭の中で症例の対象となっている人物像がより鮮明に描かれていきます。

人物像を明らかにしてから治療のアプローチを共有しますが、重要なのは、「誰にも理解できる単語で自分の専門分野の用語を使う」ということです。

会話を進めるにあたり、言語（専門分野の用語）が異なる場合には、いかに分かりやすく伝えることができるか、が問われます。

「それって○○○という意味ですか?」といった質問を投げかけることで、本人だけでなく、他の参加者の頭が整理されることがあります。これはジャングルカンファレンスのみでなく、どんな会議でも同じかもしれません。

終了予定時刻の約20分前になると、参加者の方々から感想をお聞きして終了します。

・懇親会

ジャングルカンファレンス終了後に必ず懇親会を行います。2章で述べた通り、私たちが大事にするのは参加者間の信頼関係構築です。もっとざっくばらんに話してお互いを知って欲しい、という想いがあります。

同時に、異業種交流会としてみても、医療従事者と治療家という、なかなか相いれることが難しい専門家が集う場所というのはなかなか存在しないので、面白い場ではないでしょうか。

東京開催の様子

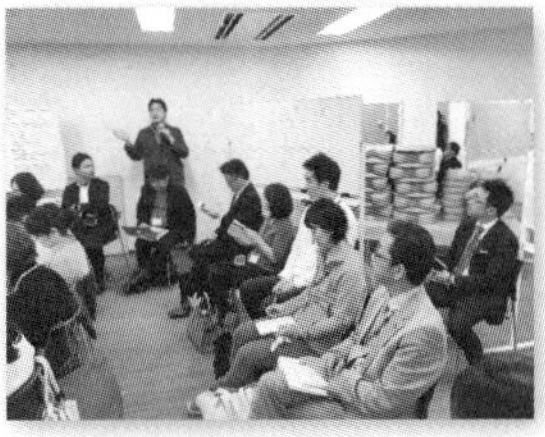

ルールの説明

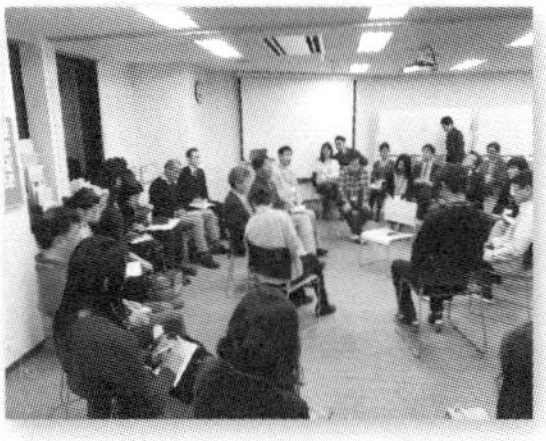

フィッシュボール形式

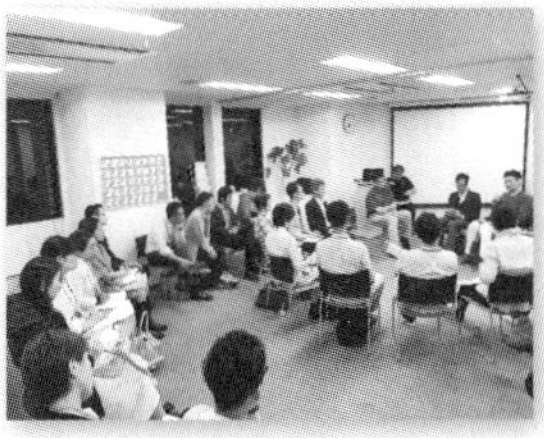

フィッシュボール形式

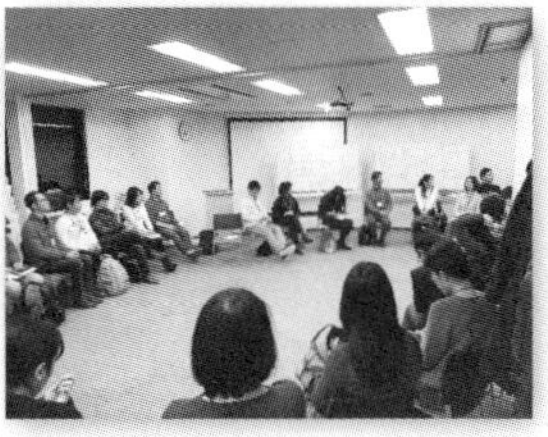

大きな円で開催

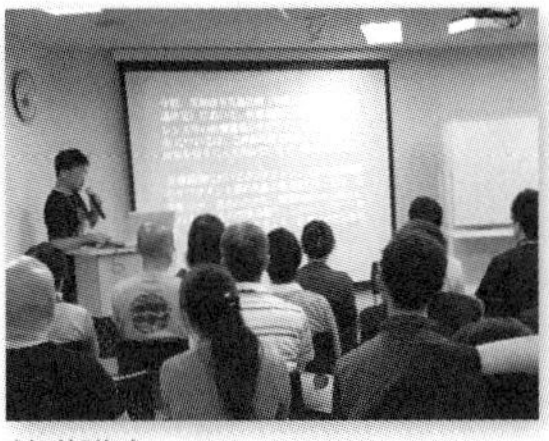

基礎講座

神奈川支部

IMCI理事である田尻賢が代表を務める株式会社ケア・トラスト社が運営する「矢部ひまわり整骨院」にて年に2回開催しています。東京での開催は木曜日の夜ですが、神奈川開催は日曜日の午後に開催するため、平日は通常業務で参加できない方が参加しています。

東京開催と比較して人数が少ないため、初めてフューチャーセッションを開催するといった、試験的な取り組みをしています。

ここで感触を得た内容を、東京含め他の地域での開催に活かしています。協会にとって先進的な位置づけです。

新潟支部（統合医療カンファレンス協会　新潟支部長　中村あづさ）

新潟県は市街地を少し離れれば、農村地域となり医療機関がありません。そこではたとえ整骨院や鍼灸院といった治療院であっても、まるで医療の窓口のように様々な患者さんが来院されるので、新潟の地域医療ネットワークの可能性が必要です。

しかし、代替補完療法の治療家やセラピストがそこに連携を求めるのは決して容易なことではありません。

二極化した現代医療を担う医療従事者（病院・クリニック）と補完代替療法を担う治療家やセラピスト（治療院・サロン）同士のネットワークを具現化する方法を考えた時、ジャングルカンファレンスを新潟で開催し根付かせることを閃き、新潟支部代表である中村を中心に活動を開始しました。

平成29年7月時点の活動状況は、新潟県では過去３回開催してきました。

1回目と2回目は、柔道整復師の勉強会のメンバーで開催しました。ほぼ柔道整復師のみでしたが、同じ職種であれキネシオテーピング、トリガーポイント、アナトミートレイン、心理面など様々な観点からの意見が飛び交いました。

3回目は柔道整復師の勉強会のメンバーに加えて、医師、エステティシャンが加わり、現代医療の知識のベースアップや医療と美容の接点等々学びが多くより実りあるジャングルカンファレンスとなりました。

この時点でアンケート調査を実施したところ、参加動機について『医療連携に関心があったから』という回答が69％で最も多く得られました。

『他の専門家の意見を聞くことで代替療法、もしくは現代医学的な知識が増えた』『ネットワーク形成に役に立った』に対し8割近くの方から満足という回答が得られ、『またカンファレンスに参加したい』という質問に、全ての参加者から好意的な回答が得られました。

今後の希望としては、参加者の人数や職種が拡大してより多くの意見があると良いという意見が多く寄せられました。

越後の戦国武将直江兼続の言葉に「天の時（タイミング、時期）、地の利（場所、環境）、人の和（人間関係、パートナー）」があります。

この3つ条件が揃うと成功へと導くことができると言われています。

・医療連携やジャングルカンファレンスへの関心が高まったこのタイミング
・定期的にジャングルカンファレンスに参加できる環境
・現代医療と補完代替療法の連携を目指す仲間

今、この3つの条件を満たす環境ができました。継続的にジャングルカンファレンスを開催することで、連絡・相談・報告ができる仲間作りができ、新潟に新しい地域医療ネットワークを作り上げていくことが期待できそうです。

新潟開催の様子

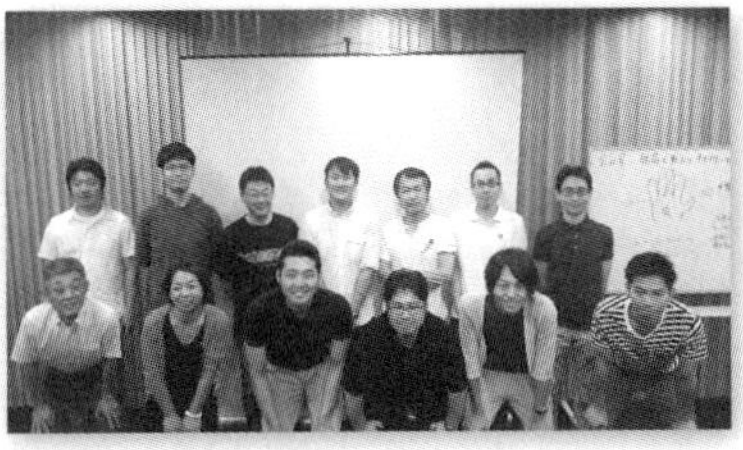

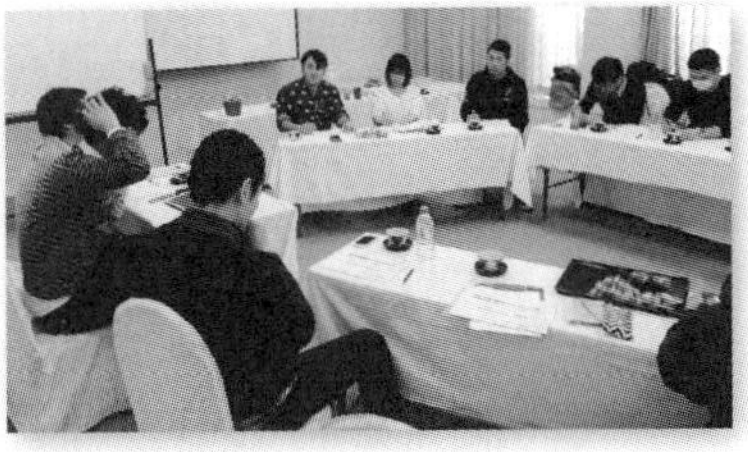

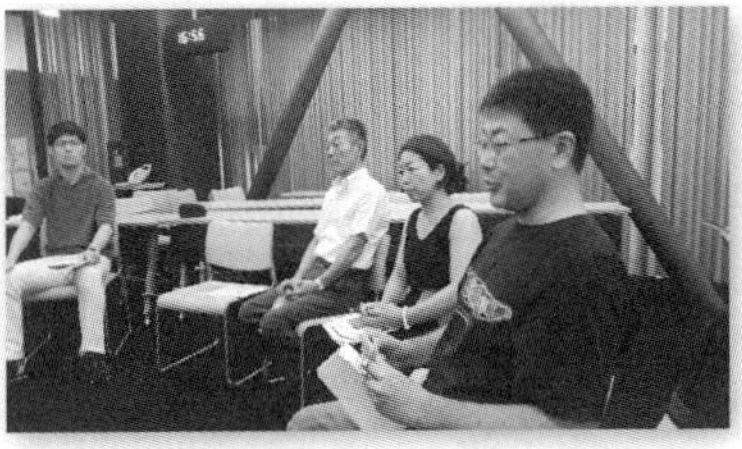

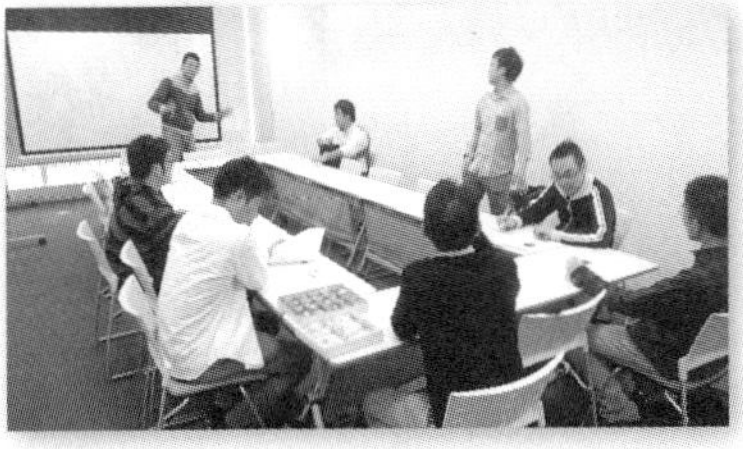

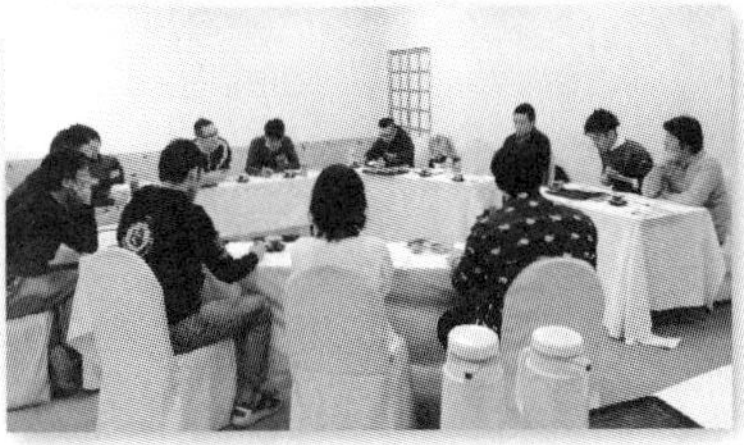

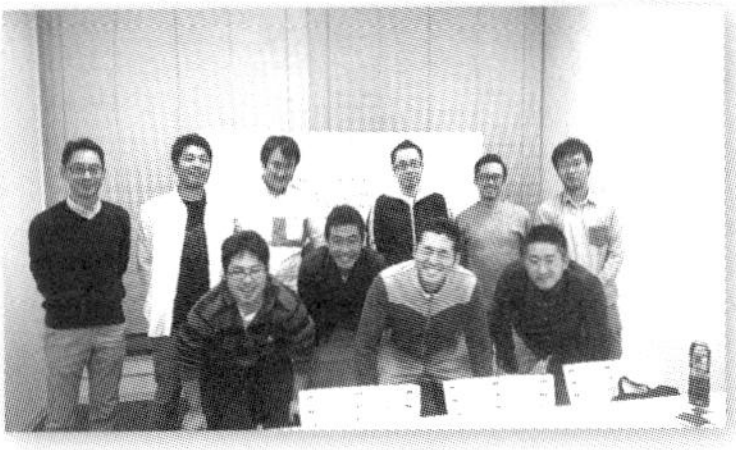

群馬支部（日本統合医療学会群馬県支部　副支部長　石橋明博）

群馬県は、日本列島のほぼ中央にあって、県西・県北の県境には山々が連なり、南東部には関東平野が開ける内陸県です。面積は約6、362平方キロメートルで、その大きさは全国で21番目、関東地方では栃木県に次ぐ2番目です。県土の約6割が森林に覆われています。

上毛かるたに「鶴舞う形の群馬県」とうたわれるように、地形は空に舞う「つる」の形によく似ています。

2000メートル級の山岳、尾瀬などの湿原、多くの湖沼、渓谷や利根の清流など、変化に富む美しい大自然に恵まれています。

古墳など古代からの史跡も多く、明治時代につくられた官営富岡製糸場が2014年に世界遺産に登録されてからは国内外からの観光客も数多く訪れるようになっています。

群馬県庁のデータによれば、日本全体の中での群馬県の平均寿命は以下の通りです。

男性29位（79・40歳）

女性41位（85・91歳）

たいへん低い順位であることが伺えます。（平成22年）

さらに、慢性疾患による死亡者も全国的に見て多い結果となっています。

糖尿病による死亡者数は３位

高血圧による死亡者数は７位

糖尿病や高血圧による慢性疾患の患者数が多いということは、継続的なセルフマネジメントが必要な方が多いことを意味しています。

近代医学や西洋医学では治療不可能と言われた症状に対して、伝統医療や代替補完療法を既に試している人も多くいるようです。

また、前述のとおり本県は平均寿命も全国的に見て短いため、健康維持や疾病予防、ならびに未病に対しても積極的に取り組む必要があります。

そこで、私たちは群馬県において、統合医療の研究に取り組むと同時に、統合医療普及の活動が必要であると考え、平成28年７月24日、岡美智代支部長（群馬大学大学院保健学研究科）のもとに日本統合医療学会群馬県支部を設立しました。

設立総会の記念講演として、仁田新一先生（日本統合医療学会理事長）、木村慧心先生（日本ヨーガ療法学会理事長）、小池弘人先生（小池統合医療クリニック院長、群馬県支部顧問）に貴重なお話をいただきました。

特に「統合医療と多職種連携」の演題でご講演いただいた小池先生には、遡ること3年、平成25年8月1日にも前橋にお越しいただき、第1回ジャングルカンファレンスが前橋市の群馬大学医学部において、統合医療と多職種連携の基礎的な内容に関するお話をいただきました。


参加した多方面の医療関係者にとって、それまでにおよそ馴染みのなかった「統合医療」と「多職種連携」の考えに触れた画期的な機会で、のちの日本統合医療学会群馬県支部の結成に少なからざる影響を与えたと思います。

日本統合医療学会群馬県支部の組織後、定期的な活動として統合カンファレンスが施行されています（非会員の参加も可能）。

第1回統合カンファレンス（２０１６年12月4日　群馬大学医学部保健学科）
「メイヨークリニックの統合医療と、統合医療の継続の秘訣」
岡 美智代　支部長（群馬大学大学院保健学研究科）
「私の岡田式健康法の体験」
中間 敏文氏（岡田式健康法）
「フレアスの仕事」
奥野 秀男氏（フレアス在宅マッサージ群馬事業所）
「私と動物病院～日々いろいろ考えること」
佐藤 実知氏（獣医師・アルファ小動物クリニック）
第2回統合カンファレンス（２０１7年4月23日　群馬大学医学部保健学科）
「中国４０００年の歴史のある気功の今日的多様性」
山田千鶴子氏（ＮＰＯ法人サァン医学気功研究会）
「臨床家に必要なサプリメントの知識」
石橋明博氏（石橋メディカルイメージング有限会社）

第３回統合カンファレンス（２０１７年11月5日　高崎市観音山ファミリーパーク）
「ヨーガ療法ってなに？」
善如寺留美子氏（社団法人日本ヨーガ療法学会）
「今こそ知っておきたい鍼灸の徹底解剖」
藤田 勇 氏（大成堂中医針灸院 院長）

と多岐にわたる講演を定期的に続けています。

医師、獣医師、看護師、理学療法士、ヨーガ療法士、鍼灸師、気功師、アロマセラピスト、カウンセラー、美容師、ヒーリング、リンパケア、医療機器企業・・・会への参加職種もより大きく拡がりを見せています。


さらに平成30年1月21日、日本統合医療学会群馬県支部が主催となり、前橋市の群馬大学医学部において第2回ジャングルカンファレンスが開催予定です。

群馬県支部における数回のカンファレンスを経て多職種連携と認識が深化してきましたので、4年前の第1回カンファレンスと比べどのような展開になるかが期待されます。

　今後は、日本統合医療学会群馬県支部の活動ともコラボレーションする形で、ジャングルカンファレンスの輪を拡げていき、北関東の統合医療の水準向上を図り、多職種連携の輪を拡大していきたいと考えております。
　また、交通の便を活かして、首都圏、信越など他地域のジャングルカンファレンスとも、密に連携できると確信します。

群馬開催の様子

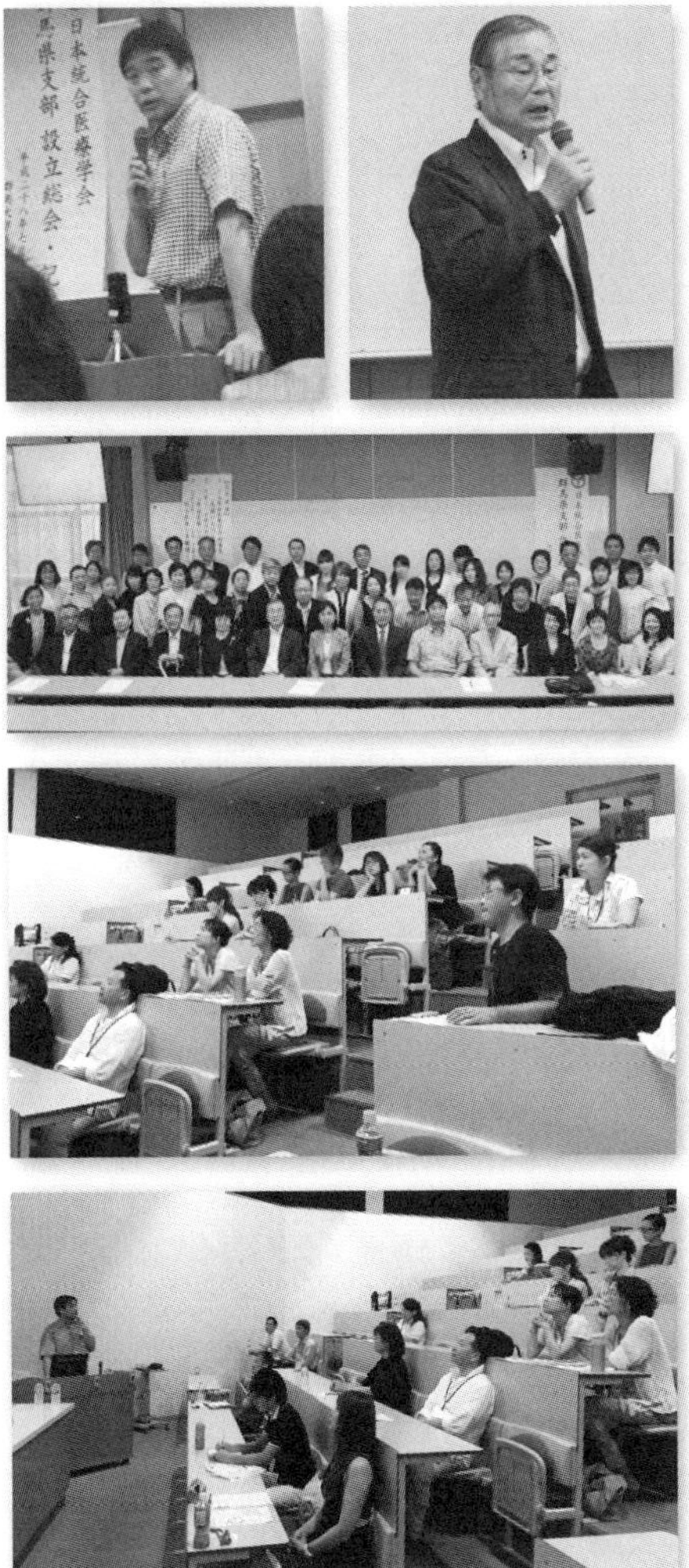

現在定期的に開催している地域を含め、これまでに様々な地域でジャングルカンファレンスを開催してきました。各地域で主催をお手伝いしていただいている方々に感謝いたします。

沖縄開催：沖縄での開催においては、全国統合医療協会との共同開催となりました。初めて東京以外で開催した記念すべき会です。

名古屋開催：名古屋大学医学部付属病院総合診療科の伊藤京子先生のご協力、ヨーガ療法学会の岐阜・名古屋の方々のご協力があり、開催することができました。伊藤先生から症例も出して頂き、たいへん学び多い会でした。お寺で開催したのも初めての試みでした。

仙台開催：株式会社健生との合同開催が行われました。東北で行うということもあって、青森から鳴海康方医師（一般社団法人統合医療カンファレンス協会理事）も駆けつけて参加しました。

関西開催：兵庫県の芦屋市にて開催しました。株式会社ＫＭＣの小林英健先生のご協力のもと、開催しました。神戸から服部先生（アリゾナ大学統合医療プログラム卒業生）、神戸大学附属病院にて総合診療をされている在間梓先生、神戸西市民病院の金子正博先生他、医師が多く参加した会でした。

富士山開催：日本統合医療学会富士山支部との合同開催を行いました。富士山支部の代表である山本竜隆先生のご協力でこれまで2回開催してきました。

沖縄開催

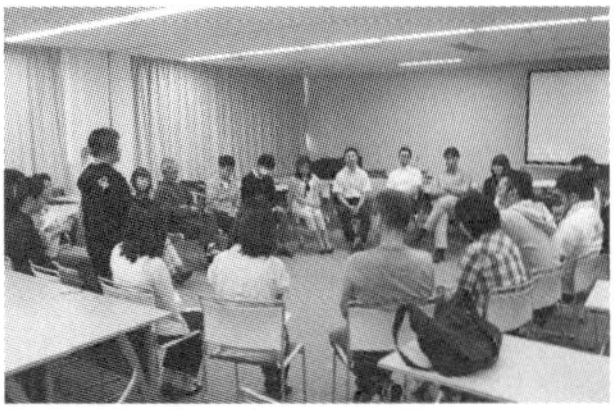

関西開催

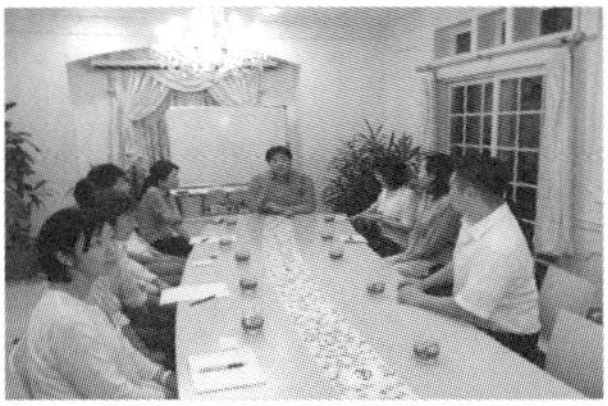

仙台開催

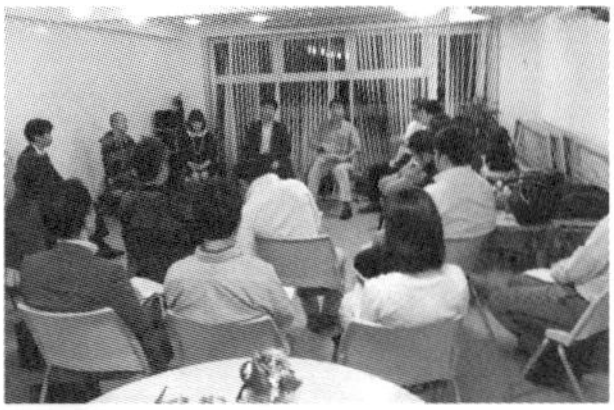

富士山開催

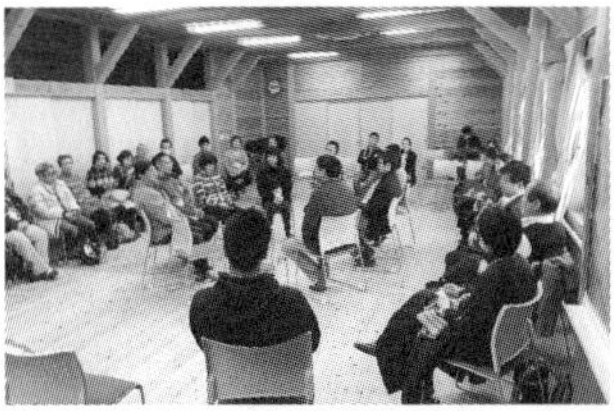

名古屋開催

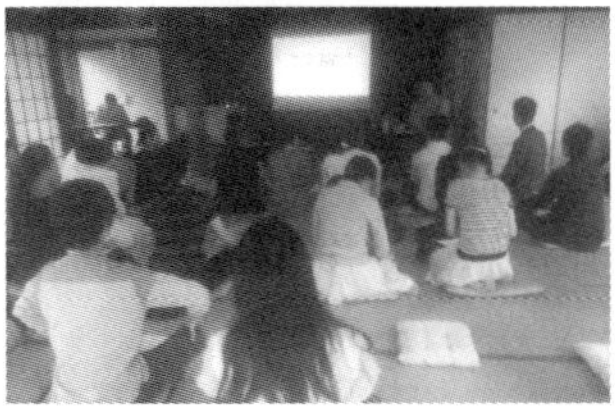

2. 医の智を臨床へ！～施設紹介～

痛みと姿勢の改善グループ　株式会社トリート　代表　佐治良一

・施設紹介

「満足いく治療・納得いく説明をモットーに」

相模原：橋本みなみ鍼灸整骨院
八王子：きたの鍼灸院整骨院
町田　：まちだ駅前鍼灸院整骨院
国分寺：こくぶんじ北口鍼灸院整骨院

現在、株式会社トリートは相模原、八王子、町田、国分寺で4院を運営しています。トリガーポイント鍼・手技療法とカイロプラクティックによる歪み・姿勢矯正をベースとした治療院です。

当治療院グループは全国の治療院の中から数々の審査の上、ベスト治療院１００選に選ばれました。「満足いく治療・納得いく説明をモットーに」を実感できると思います。

主な項目として3本の柱を掲げています。

・疼痛、シビレ、感覚異常、自律神経症状（めまい・耳鳴り・難聴・不眠・動悸など）姿勢の歪みに対する治療

・ケガ・事故・術後のリハビリ、50肩などの関節可動域の向上、メンテナンスを含めた治療

・女性疾患に特化した治療（不妊治療、逆子改善、妊娠中の痛み、更年期症状、産後の骨盤矯正、冷え・むくみ、美容）

※（不妊、冷え・むくみ、美容は男性も可）

また、これらの症状に対し、医療連携や交通事故対応も大事にしており、内科・整形外科・婦人科だけでなく、交通事故対応による法律事務所との連携も整っております。

・ジャングルカンファレンスで学んだこと

数多くの医療関係者様達との繋がりと症例発表による勉強会に毎回参加しています。

また、年に1度行われます統合医療学会にて、「トリガーポイントによる上・下肢の疼痛、シビレ改善」を症例発表しました。

多くの医療関係者様から質問や称賛をいただき、他の方の発表に関しても知らない分野もあり、いろいろ学ぶ事ができました。

ジャングルカンファレンスで学んだ事を、来院されています患者様に活用しております。

〈院情報〉

橋本みなみ鍼灸整骨院　橋本駅南口徒歩4分

〒252-0143　神奈川県相模原市緑区橋本2-10-23

Tel/fax 042-703-3347

橋本みなみ 整骨院

きたの鍼灸院整骨院　北野駅徒歩３分
〒 192-0911　東京都八王子市打越町 345-2-3 c 107
Tel/fax 042-645-9176

まちだ駅前鍼灸院整骨院　町田駅ターミナル口０分（駅ビル内４Ｆ）
〒 194-0013　東京都町田市原町田 4-1-17 ミーナ町田 4F
Tel/fax 042-851-8153

こくぶんじ北口鍼灸院整骨院　国分寺駅北口徒歩３分
〒 185-0012　東京都国分寺市本町 3-9-16 本田ビル 3F
Tel/fax 042-312-4420

ブレスストレッチクラブ　主宰　奥山絹子

・サービス紹介

ブレスストレッチは

『ニッコリ　パッチリ　肛門キュー』

をキーフレーズにした独自のストレッチ法です。

「呼吸筋」及び「表情筋と肛門筋」の連動により、最深部のインナーマッスルにアクセスし体形・体調・腰痛頭痛や肩凝りなどの痛みを改善させることが期待できます。

〈ブレスストレッチの特徴〉

・ブレスストレッチ体験以前では意識できなかった深い筋肉を、他動的な動作（例：肩甲骨のインナーマッスルを動かす為に手の小指を動かす等）の働きかけにより自覚し意識的に動かすことが可能になります。

この効果により血流不全を起因とする諸症状の軽減改善が進みます。

・スポーツ経験の有無や老若男女を問わず、「笑顔で便意尿意をある程度我慢することが出来る」方であれば行えます。
・このメソッドは、各種ストレッチや準備体操に組み込むことが容易なことが特徴です。また、姿勢（パソコンや携帯電話使用時・電車での座り方や立ち方・寝方）や動作（歩行・階段昇降・鞄の持ち方・うがい）の改善にも活かせるので、日常生活から諸症状の軽減・改善・維持が望めます。

〈生徒さんの実感・実例〉
・姿勢（猫背・反り腰）・体形（首が太く短い・肩や骨盤の左右差・Ｏ脚）の向上改善
・頭痛首痛腰痛膝痛肩凝り、自律神経症状（めまい・不眠・動悸など）の改善解消
・視野・視力・肩関節・股関節等、関節可動域の向上改善
・女性疾患（逆子、妊娠中の不快感、産後の骨盤矯正）・下半身の冷え・むくみ・痺れ・痛みの改善解消

・ジャングルカンファレンスで学んだこと

分野を超えた多くの医師、医療従事者の方々と症例を通して忌憚なく知見を交換し合い、信頼関係を構築させていただけます。

また生徒さんを多元的に客観視することの大切さを学ばせていただけ、それが統合医療学会においての「冷えを主訴とした女性へのブレスストレッチの活用」の症例発表に繋がりました。

この学びはレッスンにおける指導法や指導内容にも非常に役立っております。

〈教室情報〉

会場：麻布レッスン室　麻布十番駅徒歩5分　この他港区周辺にて2か所

Mail:breathstretch@gmail.com

Tel:050-5215-9557

HP:breathstretch.com

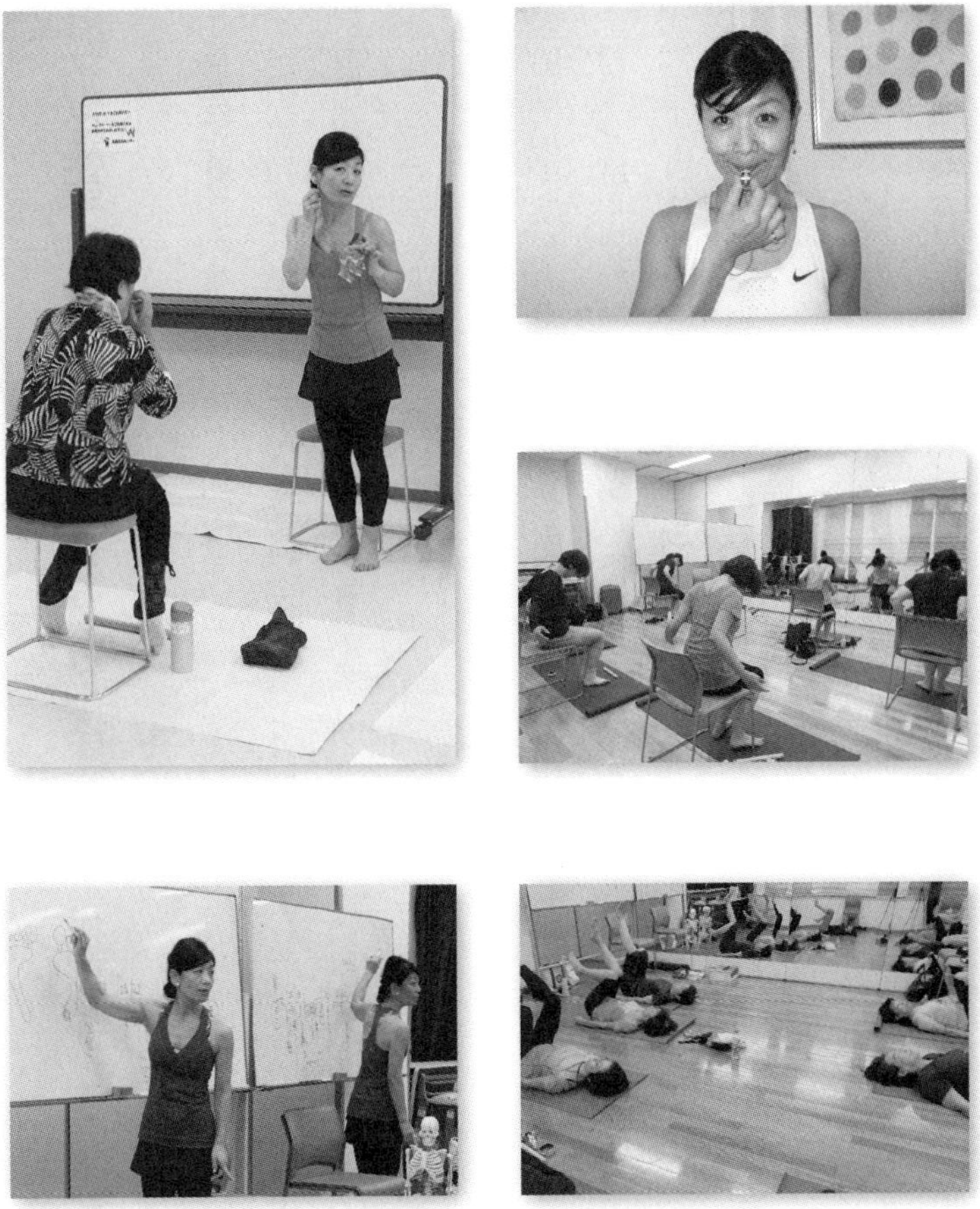

ブレスストレッチの風景

匠の足壺＆和の整体「アシガル屋」

代表セラピスト 佐藤公典

①施設紹介

足の専門店「アシガル屋」では、身体の土台である「足」を重点的にケアすることで、心身の慢性的な不調にアプローチします。

世界中で大人気の「リフレクソロジー」は、「反射区」と呼ばれる身体の器官や骨格に対応したエネルギーゾーンを刺激することで、心身の不調を緩和へと導きます。
日本では「足つぼ」として親しまれていますが、正しくは「足の反射区療法」といいます。ヨーロッパでは保険が適用される国もあり、南アフリカ共和国では国家資格として認められているのです。

実際に、足裏を親指でさするように押すと、ゴリゴリとした触感があるのがわかります。
足裏のゴリゴリは「蓄積物」と呼ばれ、神経繊維や血管、結合組織などが、カラダに溜まったゴミ「老廃物」によって固くなったものと考えられています。
足裏への刺激は「蓄積物」や「反射区」へアプローチしていくのです。
生理学的にも、足首やふくらはぎをケアすることで、リンパや血液といった体液の流れが活性化されます。膝裏の膝下リンパ節を刺激することで、自己免疫や老廃物を回収する役目をしているリンパの流れも促進されます。

また、人間の身体は下肢に約70％の筋肉が集中しています。筋肉中には、人間が生命活動をするうえでもっとも欠かせなエネルギー（ATP）を生み出す細胞小器官「ミトコンドリア」が多く存在する部位です。

大腿部（もも）は身体の中でも最も大きな筋肉であり、刺激を加えることでミトコンドリアが活性化することもわかっています。

アシガル屋は「足」を重点的に施術することで、エネルギーの巡りを整えて、体質を根本的に改善へと導いていくのです。

心身のストレスが多い環境下では、体内環境が乱れて身体内部に老廃物を溜め込んでしまいます。

老廃物によりカラダの巡りが滞ると、生命エネルギーのバランスが崩れてしまいます。足がナマリのように重くなり、外へ出かけようとする気力も失ってしまうことに。

行動力をなくして家に引きこもりがちになると、思考も外に向かなくなり、気力がますます失しなってしまいます。

これが負のスパイラル「足からくる体調不良の悪循環」になっているのです。


大地に二本足で立つ人間は、「足」からエネルギーを循環させることで生かされています。二足歩行する人間は、地面を蹴って「足」に刺激がいくことで、酸素や栄養を全身に届けているのです。「足」が生き生きとすることで、ひとつひとつの細胞にエネルギーが届いて、カラダに気力が生まれていきます。

「足」がスムーズに動かなくなってしまうと、歩行が困難になり、自由がきかないカラダに苛立ちを覚え、ココロも元気をなくしてしまいます。

「足」に刺激がなくなると、慢性的な腰痛や肩こり、原因不明のめまいや立ちくらみ、頭がズキズキと痛む、場合によっては吐き気や胃痛、関節の痛みをひきおこすことも。「足」をつかわないことで、エネルギーが全身にいきとどかなくなり、悪循環に陥ってしまっているのです。悪循環はココロとカラダを蝕みつづけてしまいます。

５年後も、10年後も笑顔で元気な生活をおくるには、「足」に刺激をあたえることが大切。もし、明日への気力がなくなっているのなら、「足」に原因があります。

あなたの不調は、あなたを支える土台である「足」が元気をなくしてしまい、悪循環のスパイラルに陥ってしまったことにあるのです。悪循環を断ち切るには、「足」に刺激をあたえることが重要です。

「足」に刺激をあたえることで、人間がもっている自然治癒力を目覚めさせ、生命力を引き上げていくのです。あなたのココロとカラダが落ち込んでいるなら、「足」を刺激しましょう。きっと、全身にパワーが沸き上がってきます。足どりを軽やかに、笑顔で元気な明日がまっています。

あなたがカラダの不調で悩んでいるなら、選択肢のひとつとしてアシガル屋の「体質改善型リフレクソロジー」をおすすめします。

アシガル屋では真摯にあなたの足と向き合うことで、「本当に悩んでいる心身の不調」を引き出して、根本的な身体のお悩みにアプローチします。

人のカラダは十人十色です。心身の状態や状況に応じた、適切な圧（刺激の強さ）が必ずあります。だからこそ、足の療法は「強ければ良い、気持ち良ければ良い」というわけではありません。

リフレクソロジストの真の役目は、体質を改善へと向かう適切な力加減を見極めて施術することです。

・ジャングルカンファレンスで学んだこと

ジャングルカンファレンスは、自分の専門分野以外の心身に対するアプローチ方法を学ぶことができます。

分野の垣根を越えて「心身に最善な方法」を共有することで、代替療法の可能性が無限大に広がるのです。自分自身の考えを深めることができる、尊い学びの場になっています。

「学びの道場」であるジャングルカンファレンスには、常に新しい学びの風が吹いています。自分の思考に新しい息吹を吹きこむことで、己の内面と対話して成長していくのです。

実りあるジャングルの学びから、自己概念や常識の殻を打ち破ることができます。だからこそ、「自己鍛錬の修業場」として、尊い志しをもつ各分野のスペシャリストたちが、自然にジャングルへと集まってくるのです。

同じ志しを共有した仲間と繋がることで「自他共栄」への道を歩むこともできます。

人生において「どちらが正しいのか」を白黒はっきりつけて、相手を打ち負かすことだけが正解ではないのです。

自分の主義主張が絶対に正しいと、自我を押し通すことは傲慢です。大きな力を持つ「勝者が正義」ということでは決してありません。

自分の視点とは異なる意見や主張を学ぶことで、新たな気づきが芽生えます。

リフレクソロジストとして俯瞰的な視野をひろげるには、相手を否定せずに、善き学びに耳をかたむけることが大切なのです。

「井の中の蛙 大海を知らず」ということわざからも、いつまでも同じ環境の中で足を止めていては、リフレクソロジストとしての成長はのぞめません。

新しい学びの風に吹かれて、パラダイムシフトをおこすことにより、心から相手を思いやることができる「真実の癒し」を体現できます。


各分野のスペシャリストが集うジャングルカンファレンスには、自己成長へと繫がる気づきの新芽が生い茂っています。

分野の垣根を超えた「新しい学び」には、「体質改善へと導く知識」と「自他共栄する尊い絆」が育まれています。

ジャンブルカンファレンスは施術人生を色鮮やかに彩る「学びの道場」なのです。

匠の足壺&和の整体「アシガル屋」
〒142-0051 東京都品川区平塚3-4-21-1F
(戸越銀座商店街沿い)
営業時間 9:30～21:30

ご予約 Tel：03-6426-1960
【Web】http://ashigaruya.com
【facebook】https://www.facebook.com/ashigaruya

著書
『長生きしたければ足首をもみなさい』（コスミック出版）
『足つぼやリフレクソロジーはなぜ健康美脚に良いのか？～化学者から足の専門家になった著者が教える新常識』（kindle 書籍）

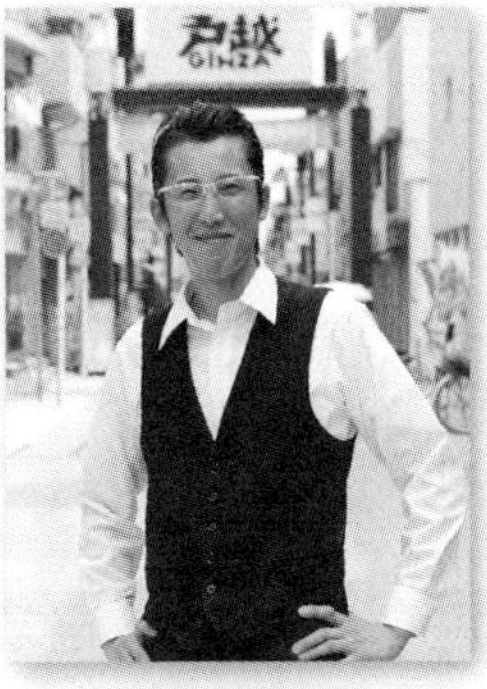

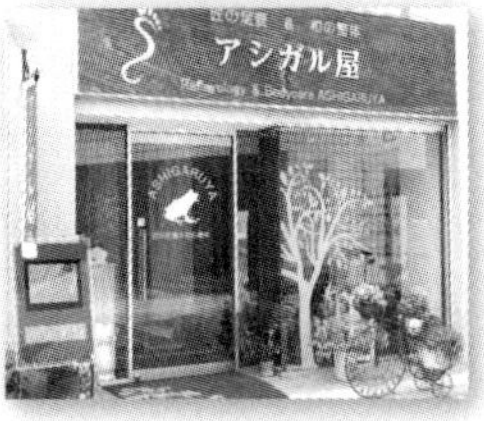

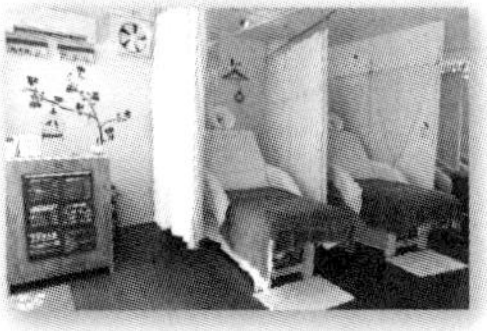

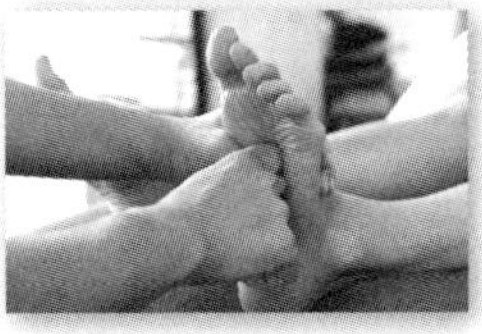

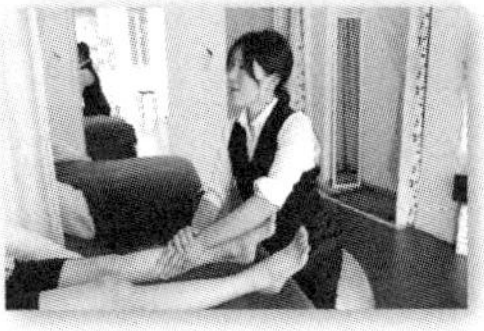

英気治療院　代表　阿部英雄

・施設紹介

当院では、セルフケアでアトピー改善をお伝えしております。

アトピーは、風邪と同じです。その理由は、適切な方法でケアをすれば良くなるからです。そのことを啓蒙しているのが当院の特徴です。

当院では、自分自身で体を良くしていただく事でアトピーを改善していただきます。患者さんは体のこと学習し、課題を解決するということを学ぶ「塾」のようなスタイルに感じるかもしれません。自分で体のことを理解して、その上で、自分の体を自分の手で良くしていただくことをゴールにするからです。

子供のアトピーであれば、親御さんにケアをしていただくのですが、スキンケアも歯磨きと同じで子供自身でケアできるようになってもらいます。親御さんや保育園の先生は管理をして見守ってほしいのです。そうすることで、自分のことをよく見ることができるようになります。「アトピー改善には、アトピーと向き合うことが必要」とよく言われますが、体が症状を出した理由を知ることが、その意味合いです。

塾では、受験合格という目的を達すると卒業します。同じように、当院にも卒業があります。当院の卒業は、薬にも症状にも依存せず、体をコントロールできるようになることです。このように、「学習」という過程を通じて、ナビゲートしていくのが、当院の方針です。そして、自分がよくなったら、同じように苦しむ方や家族健康にも、アドバイスできるようになっていただければという想いで、日々施術をしています。

治療院でのケアは、３つの特徴があります。

・姿勢

姿勢を正して、体の扱い方を良くすることで、体が持つ本来の自然治癒力を取り戻す手助けをします。姿勢は、心と体の両面を反映します。

・生活習慣の改善

食事の仕方やアレルゲンの話をして、生活改善を促します。体のケアは、内臓のケア、筋肉や姿勢の改善、自律神経を整えて、自然治癒力で体を健康に導きます。

・体の観察方法

体の観察の仕方をお伝えします。セルフケアには大変重要な視点で、良い状態を維持できるようになれば、体は良くなっていきます。

このようにして、体の中から体の外の周りの環境づくりまで、多角的に改善していきます。その結果として、アトピーは良くなります。

「アトピーは風邪と同じ。」

その理由は、体が求める解決策を示せばよくなるということです。かゆみや湿疹は、100人100通りの表れ方があります。型にはめることが出来ないのです。

そのため、なかなか自分に必要な方法や手段を選べないのが現状です。1人1人の生い立ちや病歴などを細かく分析して改善策を共に見つけ、対応していきます。

自分の体のことが理解できれば、薬や症状に依存することなく健康を維持することができるでしょう。アトピーを卒業するために、症状に依存しない、本当の健康をとり戻せるように、当院ではサポートします。

・ジャングルカンファレンスで学んだこと

ジャングルカンファレンスに参加して、可能性が広がりました。

可能性とは、整体だけで体を良くすることなく、スキンケアの提案や先生の紹介など、患者さんに合わせた提案するといった、他の医療と連携して改善へ導くことが出来るようになったことです。

このジャングルカンファレンスへの参加は、同じようにアトピーを良くする活動をされている方の紹介で参加することになりました。アトピー改善には、皮膚科医の先生、歯科医の先生、耳鼻科医の先生、内科医の先生、栄養管理の専門家など、様々な専門家のサポートが必要です。

そのような先生方と繋がり、サポートできる専門家を探している中での参加でした。

ジャングルカンファレンスは、異業種や一般の方も集まる場です。

私ひとりでは知りえなかった知恵に触れることができました。一人でいると、どうしても「これをすれば良くなる」と独りよがりの意見に偏りがちになります。多角的な意見交換会の場にいることで、自分の思考が偏ることを防ぐことができます。

アトピー改善には、患者さんひとりについてチームを作る必要があります。患者さんの症状によっては、各方面の専門家へ相談させていただきます。

様々な分野の知見を得て、患者様の悩みを解決することができるのです。時にはセカンドオピニオンを委ねる、といったことも必要です。

一人の患者さんのチームを作る。

そうすることで、迷うことなく、患者さんの体を改善する環境が整います。

このような医療や医術の繋がりが、ジャングルカンファレンスで得られた財産です。患者さんの悩みはどこに行ってもきちんと解決できる、そんな輪がこれかも広がることを切に願います。

英気治療院

〒214-0014

神奈川県川崎市多摩区登戸 2075-2 コスモスパジオ向ケ丘遊園 502

受付時間 9:00-21:00

定休日 7月の休診日は木曜日、日曜日です。（当日予約も可能です）

TEL. 0120-71-4976
http://eiki-tiryouin.co.jp/

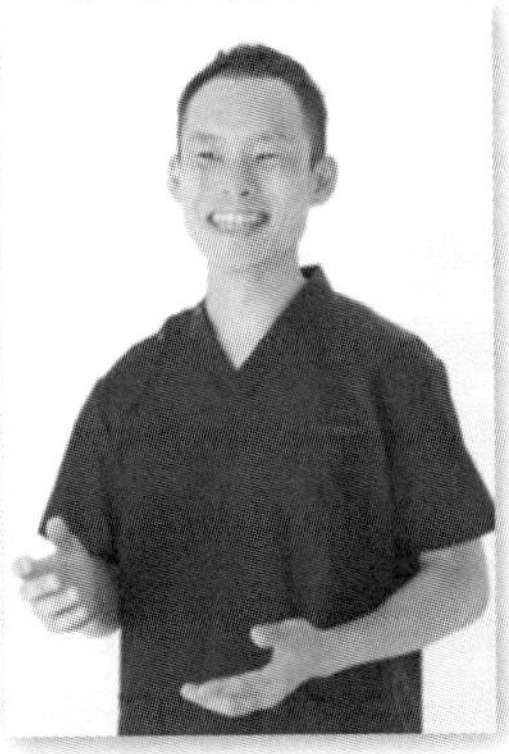

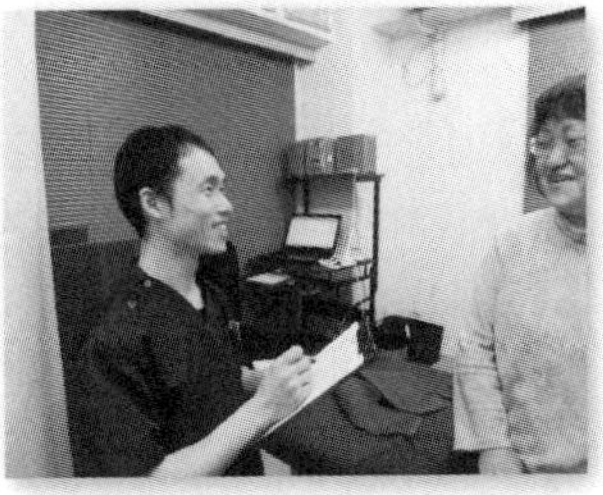

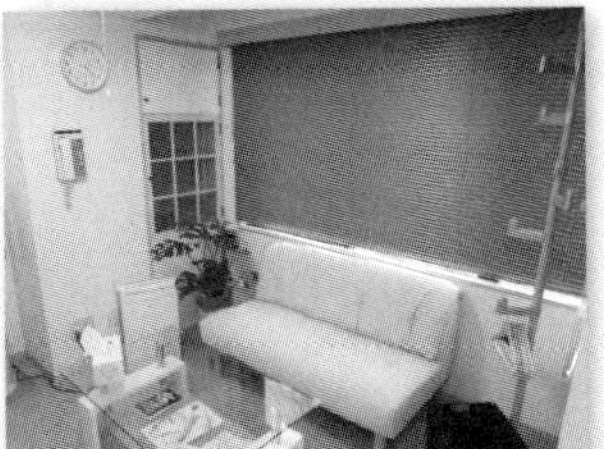

株式会社ウィルワン　代表取締役社長　松丸修

WILL ONE
株式会社 ウィルワン

・サービス紹介

東京の代々木で、治療家・施術家の就職支援サポート事業ならびに、プロの整体師養成スクール『ウィルワン整体アカデミー』を運営しております、『株式会社ウィルワン』代表の松丸と申します。

この度、小池弘人医師が書籍を出版されるとのこと、心より嬉しく思います。

弊社は小池医師が代表理事を務める『ジャングルカンファレンス』が、今後の代替医療業界に必要不可欠な大義であると感じ、第一回開催から運営に携わらせていただき、今では東京会場は弊社の研修センターで開催していただいております。

そしてこの活動は、弊社の教育現場において、多大なるシナジーを生むこととなりました。

業界だけでの話ではありませんが、とかく教育現場では、その学校で学んだこと、講師が言うことすべてが正解であり、その他を〝不正解〟と排除する傾向にあります。

また、現場でお客さま（患者さま）に自らの正解を押し付ける、独り善がりで父権主義的な治療家・施術家は後を絶ちません。

しかし、本来は技術・知識自体にではなく、正解はそれを受け取る相手側が決めることのはずです。相手にとって最善最良な方法を模索し、ときには世界に存在する数多の技術・知識を積極的に取り入れようとする多角的でフレキシブルな視点が今の医療従事者には必要なのは言うに及ばないでしょう。

ジャングルカンファレンスでは、参加される医師・治療家・セラピストが、一疾患に対して見解を共有し、正しさではなく複数解釈を是とするため、様々な療法が呈示されます。生徒にとってはどれもが新鮮で、中には聞き慣れない言葉もあることでしょう。

ただ、整体だけを学んできた生徒が他の数多のアプローチ方法と出会うことは、整体にとどまらない多面的な考え方を自然と身につけることにつながります。

この出会いによって整体以外の可能性を感じ、その方法を自発的に学ぼうとするなら、それは爆発的な化学変化であり、施術者としての次元的な変化と言えます。

いち教育事業を営む者として、業界の盛衰を見て手技療法業界の発展を願うものとして、これほど喜ばしいことはありません。

また、在学中から医師、薬剤師、看護師、柔道整復師、はり師、きゅう師などの代替医療業界の諸先輩方、言い換えれば同じ志を持った〝仲間〟と交流させていただき、人脈を広げ、師と仰ぐ人と出会えれば、生徒にとって何よりも代えがたい経験になり、今後の整体師人生の一指針になります。

そして、良き志を持った仲間が増え続けることは、自らの施術者としての価値を高めることにつながります。最後に、これらの活動を通して、ウィルワン整体アカデミーの生徒には「整体も代替医療の一躍を担っている」という自らが職業にする整体師の使命と責任感が養われます。

その自覚を持つ整体師が増えることは、さらなる業界の発展に寄与すると考えております。

ジャングルカンファレンスの在り方が、ただ揉みほぐしができる整体師ではなく、スキル・ノウハウ・マインドを兼ね揃えた「業界で活躍するプロの整体師を輩出する」弊社の理念とも強く共鳴・同調しています。

ジャングルカンファレンスの今後の益々のご発展をお祈りするとともに、これからもジャングルカンファレンスの活動を支援して参る所存です。

・ジャングルカンファレンスで学んだこと

ジャングルカンファレンスに参加させていただいて一番に感じたことは、まさしく「これからの医療業界の一つの形」を示している、という点です。

今後の少子高齢化社会においては、いわゆるアロパチーとしての治療だけではなく、予後の療養・予防を含めたプライマリ・ケアも重要であり、この治療医学と予防医学の両面からの視点を持った統合医療の発展が要となります。

そんな中、ジャングルカンファレンスに参加されている施術者は実に多彩で、医師、歯科医師、心理カウンセラー、柔道整復師、鍼灸師、整体師、リフレクソロジスト、ヨガインストラクター、作業療法士、カイロプラクター等々…

西洋医学・エビデンスに深く通じる方もいれば、経験則・ナラティブからのアプローチに長けた方もいて、一緒くたに発言しています。

そこに本会の懐の深さを感じるとともに、違うからこそ面白く、違った観点からのアプローチを知ることが、施術者として新たな閃きを得る絶好の機会になると感じました。

そして、症例検討が進み、各々の専門性を患者（顧客）へどう還元するのかを真剣に提示し合うさまを目の当たりにして、誰かを癒す（治す）のに西洋医学も東洋医学も手技の違いも些細なことであり、方法は違えど目指すところは同じなのだと、シンプルに、強くそう感じました。

【カンファレンスを整体師育成カリキュラムに活かす】

私は現在、ウィルワン整体アカデミーという整体師の養成施設で講師をしています。

ここ数年、手技療法業界では養成施設も増え、輩出される人材の質も玉石混交の様相を呈しています。

そして、業界の規模に比例するように知識不足による施術や禁忌への施術による事故が散発し、問題視されています。

そこで、私たちが目指す姿が、「技術だけでなく知識にも精通した、現場で活躍できる整体師の育成」です。

国家資格養成施設の教員を迎え、リラクゼーション・セラピストとして最小限欠かせない知識を最大効率で得られる授業を行い、全くの初心者からプロの整体師として必要な【スキル・ノウハウ・マインド】を養う一気通貫型のカリキュラムとシステムとなっています。

さらに、母体の就業支援会社との連携により、10年連続就職率 No.1（マーケティング調べ）を掲げ、学生満足度も高い水準で推移しています。

また、ウィルワン整体アカデミーでは特に、一人ひとりの身体の差異を見極め、対応する術の習得に重きを置いています。

手技療法の面白いところが、同じ症例に対する見立てが一つではないということ。人間という複雑極まる構造に対して、構成要素の相殺・相生をはらんだファジイを重視するがゆえに、その結論も見方によって異なります。

卒業後、〝A〟という愁訴に対しては〝B〟というように、何に対してどのような手技をするべきかは比較的早い段階で決まります。

確かにこれでサービス提供者としてはある程度成立します。

しかし、画一的な手法が万人に当てはまるでしょうか？

ここで施術者として満足してしまってよいのでしょうか？

このことを、学生には分かってほしい。

自らの哲学を形づくるには前進しかありません。カンファレンスに参加している施術者たちは、誰もが学び続け、歩みを止めていない方々です。

ジャングルカンファレンスにおける「どの方法が正しいか、ではなく、複数解釈を是とする」という精神、「時として理論よりも実際」という考えを学生に伝えていくことで、リラクゼーションや治療といった枠組みを超えた、自ら考え、工夫を凝らし、生み出す力を持った施術者へと近づけるのではないでしょうか。

ウィルワン整体アカデミー／〒151-0053 東京都渋谷区代々木1-21-10 インターパーク代々木8F　Tel：03-6276-7772　https://www.willone-academy.jp/
ウィルワン整体アカデミー　専任講師　泉原幸太郎

アトピーカウンセリング　カウンセラー　川浪さくら

・施設紹介

アトピーカウンセリングは、心のケアと改善策の提案を行う、アトピー専門のカウンセリングルームとして、２０１６年９月、東京四ツ谷にオープンしました。

同フロアーにある、小池統合医療クリニックと連携していること、また、JIMC日本統合医療センターに属しており、同室に四ツ谷なかよし鍼灸院があることも、大きな意味を持つと考えています。

通常のカウンセリングであれば、心のケアのみですが、クライアントがアトピーの方であれば、心に寄り添ったカウンセリングであっても、それだけでは不満が拭えないと考えます。

そこでアトピーであるがゆえに感じる、深い苦しみを傾聴しながらも、複数ある改善策の中から、クライアントの病歴にカスタマイズした改善策を提案しています。

ここで注意すべきは、クライアントにより、ゴールが違うことも理解していなければならないということです。

クライアントが今、どうなりたいのかを尊重するカウンセリングであるべきと考えます。

アトピーに有効な改善策は、それが医療であろうとなかろうと沢山あり、情報過多の現代、どれが自分に合うのか混乱し続ける方が多い状態です。

そして様々な方法を、消去法で試していく結果となることが、改善を遅らせる原因の一つとも考えられます。

アトピーカウンセリングでは痒みの対症療法の提案もしつつ、クライアントの根本原因へのアプローチをすることが、結局のところ、一番の早道であると考えます。

この根本原因へのアプローチとは、必ずしも医療のみとは言いきれませんが、民間治療と比べて、はるかにパワフルな改善策は医療に他ならないということに気付かないまま、医療から遠ざかるアトピークライアントが多いことも否めません。

カウンセラーとして提案できる改善策は、アトピー当事者である私自身が、全て人体実験済みであり、体験を通して提案する意味を説明し、理解のあった上で始めてもらいます。水素風呂、解毒に特化した断食、ヨーガセラピー、キネシオロジーという4本柱をメインに、必要に応じて細かいスキンケアや食事指導も提案します。

しかし長期にわたり悩むクライアントの多くは、医療に対する不満・誤解により、早々に医師の診察から離れてしまい、一番必要な改善策無しに、ただただ回復を遅らせている現状を目の当たりにします。

一旦生まれた、医師に対する不信感は、実はトラウマになるほど根深く、アトピー以外の疾患に対しても、医師の判断を仰がず、自然療法のみで何とかするといった、頑なな心を作り、場合によっては、危険な状態にもなりかねません。

アトピーカウンセリングでは、アトピー当事者がカウンセリングをするからこそ理解でき、クライアントの体調・気持ちに寄り添えると考えます。

スキンケア・食事・睡眠・ストレス…これらは、改善を考える上でどれも外せないところではありますが、最優先することは、クライアントによって違います。

明らかにＱＯＬが保てない状態のクライアントに対して、医師の診断を提案することが最優先事項と考えます。

しかし、そんなクライアントこそ、医師・医療に対しての根深いトラウマを抱えていることが殆ど。こういうケースに対し、カウンセラーの立場から、じっくり心をほぐし、納得の上で受診へ導くことが有効と考えます。

実際、医師に不信感を抱いていたクライアントが、カウンセリングにより気持ちが変化し、受診行動に繋がった例は少なくありません。

このことが可能なのは、何よりアトピーに特に理解と知識があり、かつ信頼できる医師との連携があるからこそで、私が安心して受診を薦め、連携できる環境を提案下さった小池弘人医師に、心からの感謝と尊敬の念に耐えられません。

・ジャングルカンファレンスで学んだこと

私が初めてジャングルカンファレンスに参加してから、もうすぐ2年が経ち、東京代々木での開催以外にも、神奈川、富士山での開催を含めると15回の参加になります。

始めて参加した時の衝撃たるや、忘れられるはずもなく、今もジャングルカンファレンスに参加を薦めたいと思う、魅力的な治療家やセラピストには、その時の気持ちをお伝えしています。

一言で、衝撃と表現しましたが、そこには、驚き・喜びが入り混じった、なかなかこの歳になると味わえない気持ちでした。

私のアトピーが発症してから、治癒に関する学びを始めて25年、アトピー専門のカウンセラーになろうと決めて15年、これまでに様々なセミナーやワークショップに参加してきましたが、ジャングルカンファレンスは、衝撃を覚えた1番と言えます。

ジャングルカンファレンスを知るまでは、カウンセラーとして学ぶべきことは、書籍・セミナーである程度学ぶことができ、学びに終わりはないことも理解し、常にアップデートを心掛けていれば良いと思いながらも、何か足りないことがあるのではないか?という気持ちも、常に抱いておりました。

そこに、このジャングルカンファレンスへの参加で、ピースが揃ったような充実感と、このような場があることへの驚きを隠せませんでした。

医師と各分野の専門家が集まり、一つの症例に対して自由にアプローチを話せる場として、他にこのような有り難い学びの場があるでしょうか？

専門家ならではのデメリットをカバーできる、最高の学びと捉えられる方なら、この場を活用しない手はないと気付くことでしょう。

ジャングルカンファレンスに参加する上でのルールは、いくつかありますが、「決して相手を打ち負かし型にはしない」「学問の為のカンファレンスではなく、臨床実践の為」というルールが、どれほどこのカンファレンスを有意義に、また円滑にしているかを、毎回感じずにはいられません。

そして、カンファレンス後の懇親会がまた、外せない場となっており、信頼できる専門家と繋がる、重要な時間となっています。

より沢山のスペシャリストと繋がっていることが、クライアントの為であり、それこそが、医療の恩送りができる治療家であると考えます。

手に職をつける時代入り、治療家が増え続ける中、結果を出せる、クライアント満足度の高い治療家を目指す方は、まずは1度の参加をお薦め致します。

アトピーカウンセリング
〒160-0004
東京都新宿区四谷2-8　新一ビル601
Tel.03-6886-7735
HP: http://www.sakuya.site/

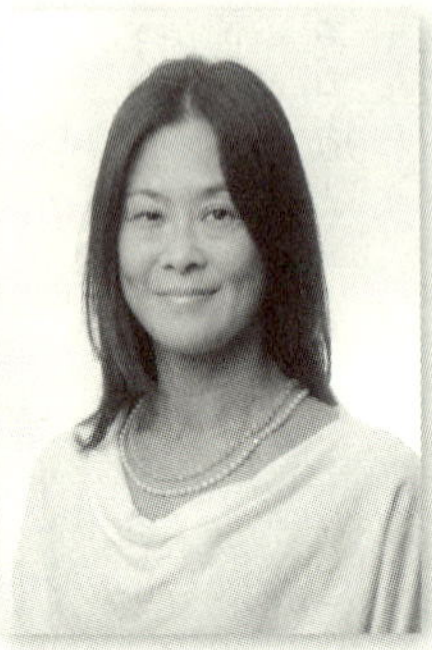

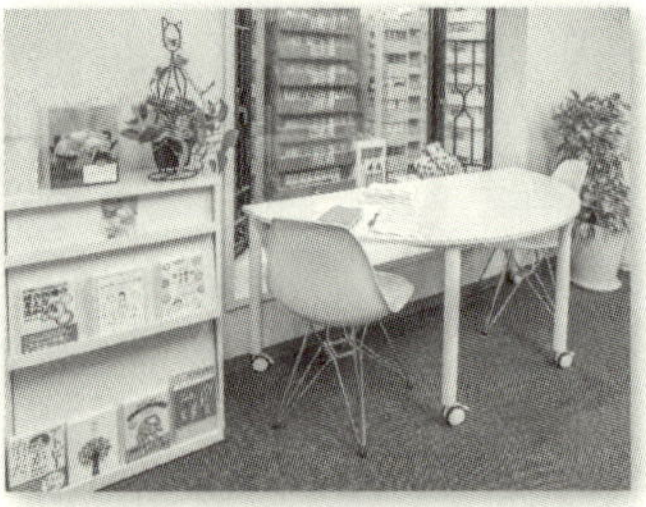

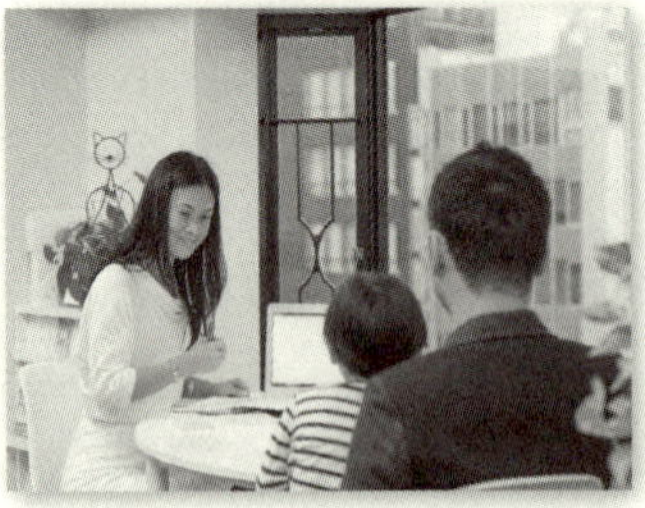

JIMC日本統合医療センター　代表　小池弘人

・施設紹介
JIMC日本統合医療センターは5つの組織（小池統合医療クリニック、四ツ谷なかよし鍼灸院、アトピーカウンセリング、ヨーガ療法（有限会社イプシロンジャパン）、自然療法　テノヒラ）が連携して治療に当たるのが特徴の、日本でも数少ない統合医療を実践する医療機関です。

JIMC日本統合医療センターは人間本来の治る力（自然治癒力）を引き出すことを一番の目標としています。そのため、以下のような特色ある外来を行っています。

- 統合医療相談
- ふくらはぎ療法
- 薄毛脱毛治療
- BVP療法
- SPAT
- ヒモ療法（ヒモトレ）
- 検査データ・人間ドック相談
- 漢方
- 鍼灸・特殊鍼灸（刺絡療法）
- 栄養指導（食事療法・サプリメント・ハーブ）

・ホメオパシー
・アトピーカウンセリング
・ヨーガ療法（瞑想、マインドフルネス）
・タイ古式マッサージ

患者さんの悩みは様々です。
今やっている代替療法に関して不安や不満を抱えている方
統合医療的なアプローチを希望しているが、どこで受ければよいのかわからない方
検査結果は悪くないのに不調が続いている方
不妊治療に鍼灸や漢方、サプリメントを取り入れたい方
アトピーで悩んでいるが有効なアプローチに出会っていない方
などなど。

こうした現代医療で解決しきれていない身体の問題に関して、JIMC日本統合医療センターは、身体に合う治療法を患者さんと共に考え、実践し、良い結果のものを取り入れて

いく、というスタンスで治療を行います。

２０１７年には妊活プログラムである、「パーチェプログラム」を立ち上げました。妊活に関して自分がどんな方法があっているかわからない、情報が溢れていて何がいいか判断できない、お医者さんに進められるままにやっているけど不安が募る、そんな方が実は潜在的に多くいらっしゃいます。

そこで、JIMC日本統合医療センターは医師、鍼灸師、カウンセラー、ヨーガ療法士、自然療法をベースとしたセラピストと連携し、ご夫婦に寄り添って妊娠に向けて身体を整えるオーダーメイドのプログラムを提供するに至りました。

今後は妊活プログラムだけでなく、より一般的な症状である肩こり腰痛や、発毛治療など、他の症状に対してもプログラム開発を行い、連携して治療するサービスを提供していきます。

・ジャングルカンファレンスで学んだこと

ジャングルカンファレンスは医療従事者だけでなく、様々な代替療法の従事者、各種セラピストの様々な専門家が集います。

目の前の患者さんの対応に追われてばかりだと、他の分野の情報を得ることは困難ですが、ジャングルカンファレンスでは否が応でも幅広な知識を得ることができます。

しかもその知見を持っている方々は臨床の現場の生きた知識を提供してくれます。

これほどの学びはないと感じています。

統合医療においては、自分の専門分野を持ちながら、各種代替療法のよいところ、悪いところを知り、時に自分の専門外であればジャングルカンファレンスに参加している専門家につなぐ、ということが必要になります。

こうした外部との連携によって統合医療が実践される仕組みを具体的に進めることができるのがジャングルカンファレンスだと感じています。

今後はJIMC日本統合医療センターのみならず、外部の機関との連携によって患者さんを診るという幅広い統合医療の実践を行っていきたいと考えています。

〒 160-0004 東京都新宿区四谷 2-8 新一ビル 602
JIMC 日本統合医療センター
Tel. 03-3357-0105
Fax. 03-3357-0129
Email. info@im-center.jp
HP: http://www.im-center.jp

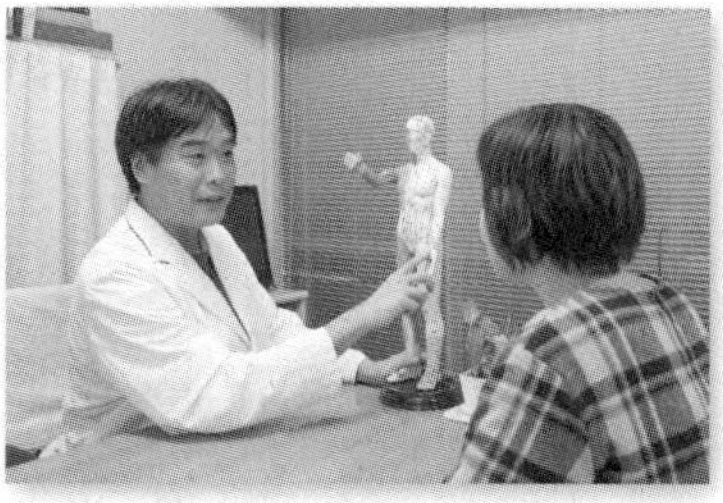

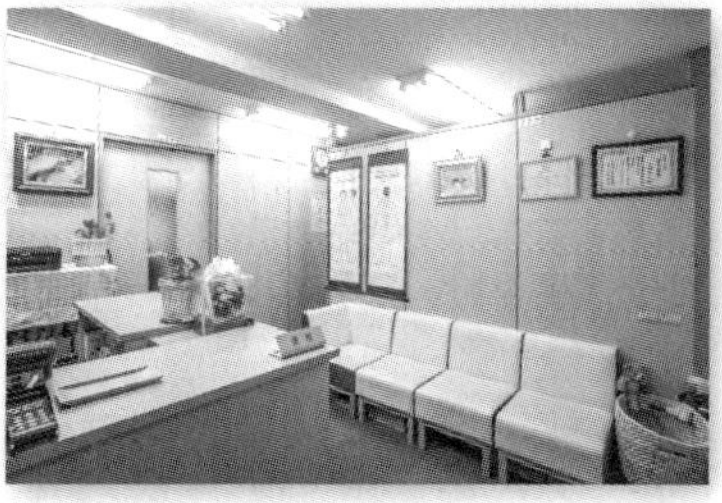

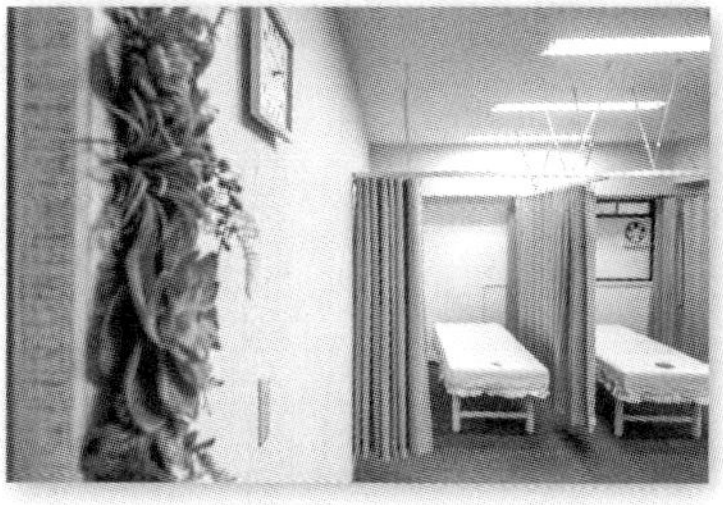

あとがき

「多元主義」と「プラグマティズム」を基盤とした会話の場「ジャングルカンファレンス」について、その誕生から展開、ビジネスとの関係、さらにはＷＨＯが提唱する多職種連携との関連性など様々な角度から見てきました。

また、このジャングルカンファレンスの実際を参加されたことのない読者の方々に向けて、できる限り実況中継のような形での紹介も試みました。加えて地方における支部会や熱心な参加者の方々による生の声も記すことができました。

ここから参加したことのない読者の皆様がどのような印象や感想を持たれるのか、不安と期待が入り交じった複雑な心境です。しかし現実は何事も経験してみないことには始まりません。この一冊の本をきっかけに一人でも多くの方とジャングルカンファレンスという場でお会いできるのを楽しみにしております。

ジャングルカンファレンスについての様々な疑問、お問い合わせは左記ＵＲＬをご覧下さい。

http://www.jungle-conference.com/

またジャングルカンファレンスへの参加を希望される方は、左記メールアドレスにご連絡下さい。ご連絡お待ちしております。

info@jungle-conference.com

最後になりましたが、私たちはジャングルカンファレンスを生み出した多元主義を基盤とした統合医療を「多元医療」と称し、これに共鳴する同志たちと本年（２０１７）秋に「多元医療研究会」を開催します。今後も定期開催をしていきますので、ジャングルカンファレンスの応用展開としてのこの研究会にもぜひご参集頂けましたら幸いです。

最後まで関心をもってお読み頂きました読者の方々、本当にありがとうございました。

著者を代表して　小池弘人

平成出版 について

本書を発行した平成出版は、基本的な出版ポリシーとして、自分の主張を知ってもらいたい人々、世の中の新しい動きに注目する人々、起業家や新ジャンルに挑戦する経営者、専門家、クリエイターの皆さまの味方でありたいと願っています。

代表・須田早は、あらゆる出版に関する職務（編集、営業、広告、総務、財務、印刷管理、経営、ライター、フリー編集者、カメラマン、プロデューサーなど）を経験してきました。そして、従来の出版の殻を打ち破ることが、未来の日本の繁栄につながると信じています。

志のある人を、広く世の中に知らしめるように、商業出版として新しい出版方式を実践しつつ「読者が求める本」を提供していきます。出版について、知りたい事やわからない事がありましたら、お気軽にメールをお寄せください。

book@syuppan.jp　平成出版　編集部一同

医の智の会話
ジャングルカンファレンス　実践編

平成29年（2017）11月15日　第1刷発行

著　者　小池弘人　山本広高　松井弘樹
発行人　須田　早
発　行　平成出版 株式会社

〒104-0061 東京都中央区銀座７丁目13番５号
ＮＲＥＧ銀座ビル1階
マーケティング室／東京都渋谷区恵比寿南２丁目
TEL 03-3408-8300　FAX 03-3746-1588
平成出版ホームページ http://www.syuppan.jp
「スマホ文庫」ホームページ http://www.smaho.co.jp
メール: book@syuppan.jp

発　売　株式会社 星雲社
〒112-0005　東京都文京区水道1-3-30
TEL 03-3868-3275　FAX 03-3868-6588

編集協力／安田京祐、近藤里実
本文DTP／小山弘子
印刷／本郷印刷(株)